Tierversuche in der Forschung: Herausforderungen und Chancen

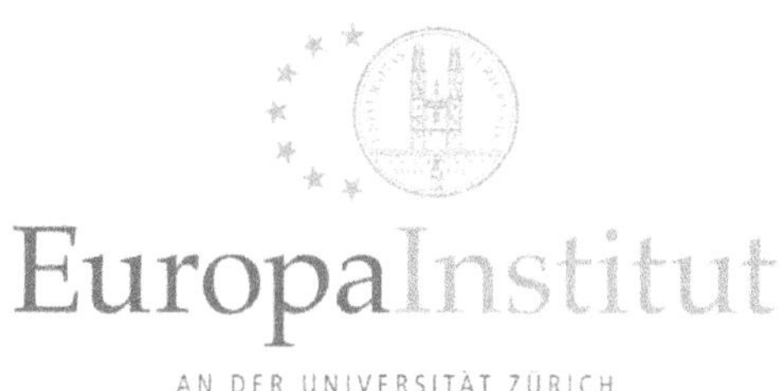

Assoziiertes Institut der Universität Zürich & Kooperationspartner der ETH Zürich
RECHT BERATUNG WEITERBILDUNG

Herausgeber:
Schweizerisches 3R-Kompetenzzentrum (3RCC)

Tierversuche in der Forschung: Herausforderungen und Chancen

Die Güterabwägung und das „unerlässliche Mass" –
Aus rechtlicher, biomedizinischer, regulatorischer
und klinischer Sicht
Tagungsband 2024

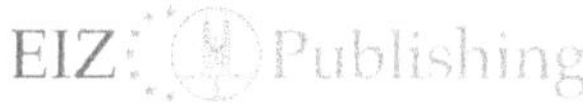

Herausgeber: Schweizerisches 3R-Kompetenzzentrum (3RCC)
Verlag: EIZ Publishing (eizpublishing.ch)
Produktion, Satz & Vertrieb: buchundnetz.com
ISBN:
978-3-03805-755-0 (Print – Softcover)
978-3-03805-756-7 (Print – Hardcover)
978-3-03805-757-4 (PDF)
978-3-03805-758-1 (ePub)
DOI: https://doi.org/10.36862/eiz-756
Version: 1.01 – 20241206

Das Werk ist als gedrucktes Buch und als Open-Access-Publikation in verschiedenen digitalen Formaten verfügbar: https://eizpublishing.ch/publikationen/tierversuche-in-der-forschung-herausforderungen-und-chancen/.

Vorwort

Samia Bachmann*

Ich bin Tierärztin und habe selbst Tierversuche durchgeführt – für gewisse Leute in meinem Umfeld ein unverständlicher Widerspruch, für andere eine umso bessere Kombination. Das Thema Tierversuche wird immer ein gesellschaftliches Spannungsfeld sein und unterschiedlichste Meinungen hervorbringen. Der Schutz der Tiere ist für mich ein wichtiges Thema unserer Gesetzgebung, natürlich auch für die Versuchstiere. Ich unterstütze und fordere, dass mit den Versuchstieren bestmöglich umgegangen wird, dass die kleinstmögliche Anzahl von Tieren eingesetzt wird und dass, wenn immer möglich, auf den Einsatz von Tieren ganz verzichtet wird. Dies wird durch das 3R-Prinzip (refine, reduce, replace) sichergestellt, welches weiterhin und verstärkt aktiv gefördert werden soll. Zum heutigen Zeitpunkt sehe ich aber leider auch nicht, dass in absehbarer Zeit alle Tierversuche durch tierfreie Methoden ersetzt werden könnten. Der enorme Fortschritt in Medizin und Technik und der damit verbundene gesellschaftliche sowie persönliche Nutzen konnte nur erreicht werden, indem dabei auch Tierversuche durchgeführt wurden. Um die Weiterentwicklung von Medizin und Technik nicht zu behindern, halte ich die heutige Regelung von Tierversuchen für gerechtfertigt und notwendig. Ob Tierversuche dabei in der Grundlagenforschung zum besseren Verständnis von grundlegenden biologischen Mechanismen durchgeführt werden oder bereits unmittelbaren Bezug zur Klinik oder anderen Anwendungen haben, spielt dabei keine Rolle. Eine solch künstliche Trennung des ganzheitlichen Prozesses der Forschung würde aus synergistischen, aufeinander angewiesenen Partnern vermeintliche Konkurrenten machen.

„Tierversuche in der Forschung: Herausforderungen und Chancen": zu diesem Rahmenthema wurde am Nachmittag des 8. Aprils 2024 die Tagung „Die Güterabwägung und das ‚unerlässliche Mass' – Aus rechtlicher, biomedizinischer, regulatorischer und klinischer Sicht" durchgeführt. Die Tagung wurde vom Schweizerischen 3R-Kompetenzzentrum (3RCC) zusammen mit deren Mitgliedern ZHAW und ETH Zürich organisiert. Das 3RCC hat zum Ziel, den Einsatz von Tieren in der Forschung zu reduzieren, methodisch zu verbessern und, wenn möglich, zu ersetzen. Es ist eine gemeinsame Initiative der Schweizerischen Hochschulen, der Behörden, der Tierschutzverbände und der Industrie. Die Tagung befasste sich aufgrund der Breite und Heterogenität der Gebiete,

---

* Leiterin der Fachstelle Tierschutz & 3R der ETH Zürich, Tierschutzbeauftragte, Dr. sc. ETH, Dr. med vet.

in welchen Tiere zur Beantwortung wissenschaftlicher Fragen leider noch nicht ersetzt werden können, mit Kernpunkten des Spannungsfelds der Nutzung von Tieren für die Forschung. Da sich die Gerichte bisher ausschliesslich mit der Forschungstätigkeit in den Neurowissenschaften beschäftigt haben, wurden die Diskussionen im Feld der Biomedizin und der klinischen Forschung durch Vertreter aus dem entsprechenden Feld geführt.

Die verschiedenen Perspektiven wurden durch sechs Fachvorträge vorgestellt, von welchen nun fünf in schriftlicher, und zum Teil detaillierterer, Fassung vorliegen:

- Martin Schwab veranschaulicht mit Blick zurück auf ein akademisches Forscherleben, wie Grundlagenforschung und klinische Forschung untrennbar verbunden sind.
- Christian Baumann blickt aus klinischer Sicht auf Möglichkeiten und Grenzen von Studien am Menschen und zeigt auf, weshalb auch er für gewisse Fragestellungen noch immer auf Tiere angewiesen ist.
- Janos Vörös, aus dem Gebiet der Grundlagenforschung des peripheren Nervensystems, zeigt erreichte Ziele und laufende Bemühungen zum Ersatz von Tieren für bestimmte Forschungsfragen, sowie deren Vorteile im Vergleich zu den ersetzten Methoden.
- Eva Rached erläutert die gesetzlich vorhandene Option der Zulassung von Heilmittel ohne Einsatz von Tieren, und erklärt die vorhandenen Hürden, welche die Etablierung dennoch vor Herausforderungen stellt.
- Goran Seferovic analysiert und diskutiert anhand der vorhandenen Gerichtsurteile und der Gesetzgebung die Gewichtung und Wertschätzung der Grundlagenforschung in der Güterabwägung.

Die Vorträge wurden durch eine anschliessende Podiumsdiskussion abgerundet. Diese durch den Vizepräsidenten für Forschung der ETH Zürich, Christian Wolfrum, moderierte Diskussion ist hier nicht eingeschlossen. Allen Vortragenden und Unterstützenden ist an dieser Stelle nochmals herzlich zu danken.

Zürich, November 2024

Inhaltsübersicht

Von einer seltsamen Zellkultur-Beobachtung zum klinischen Test einer neuen Therapie für Rückenmarksverletzungen

Martin E. Schwab

Ausgehend von Beobachtungen in Zellkultur beschreibt dieser Beitrag die Entwicklung einer Therapieoption zur Regeneration von Nervenfasern im Rückenmark nach Verletzungen. Zuerst durch Zellkultur- und biochemische Beobachtungen und anschliessend durch tierexperimentelle Forschung wurde entdeckt, dass bestimmte Hemmstoffe im erwachsenen Zentralnervensystem (Gehirn und Rückenmark) das Nervenfaserwachstum blockieren. Ein Hemmstoff erwies sich als besonders potent und wurde als „Nogo-A" bezeichnet. Antikörper, die Nogo-A neutralisieren, zeigten in Tiermodellen positive Effekte auf die Regeneration von Nervenfasern und die Wiederherstellung von Funktionen. In mehreren Zwischenschritten von der Grundlagenforschung zur klinischen Anwendung wurden schliesslich Nogo-A-Antikörper für klinische Studien am Menschen entwickelt. Die ersten Ergebnisse der Anwendung dieser Antikörper bei der Behandlung von Tetraplegikern sprechen dafür, dass die Regeneration von Nervenfasern auch beim Menschen stimuliert werden kann und zu deutlichen funktionellen Verbesserungen führt. Dies unterstreicht die Bedeutung der Translation von Ergebnissen aus der Grundlagenforschung in klinische Anwendungen.

Inhalt

I. Einleitung

Etwa 2500 vor Christus in einem ägyptischen Papyrus heisst es: Wenn jemand eine Verletzung des Rückenmarks hat, musst du als Arzt sagen: Da kann ich nichts tun. Die diesbezügliche tierexperimentelle Forschung setzte um etwa 1860 ein, und man erkannte sehr rasch, dass Rückenmarksverletzungen deshalb irreversible Schäden und irreversible funktionelle Ausfälle verursachen, weil die verletzten Nervenfasern nicht nachwachsen. Nervenfasern, die alle Bewegungen steuern, ziehen vom Gehirn zu Zehntausenden nach unten ins Rückenmark und enden dort an den motorischen Schaltkreisen und Motoneuronen, d.h., an den Nervenzellen, welche die Muskulatur in dem zugehörigen Bereich des Körpers bzw. der Gliedmassen versorgen. Die Fortsätze (=Axone) dieser Motoneurone im Rückenmark bilden die Nerven, welche die Muskulatur und damit die Bewegungen steuern und somit alles, was wir tun. Wenn die Nervenfasern, die vom Gehirn hinunter ins Rückenmark ziehen, durch eine Verletzung durchtrennt werden, beziehungsweise durch einen Knochensplitter oder durch eine Quetschung geschädigt werden, führt das dazu, dass die Faseranteile unterhalb der Verletzung irreversibel degenerieren. Das Nachwachsen, also die sogenannte Regeneration dieser Fasern um die Verletzungsstelle herum und das Rückenmark hinunter findet nicht statt. Das ist sehr interessant, weil man schon seit mehr als 120 Jahren weiss, dass die Situation bei peripheren Nervenfasern, also in den Nerven der Peripherie im Arm oder Bein, anders ist. In peripheren Nerven können Nervenfasern nach einer Verletzung über mehrere Zentimeter nachwachsen; viele von uns haben das schon erlebt zum Beispiel, wenn man an einem Finger einen Nerv abquetscht, kommt die Sensibilität meist nach spätestens zwei bis drei Monaten zurück. Nervenfasern regenerieren also im peripheren Nerv, aber nicht im Zentralnervensystem, wozu das Rückenmark anatomisch gehört.

II. Der Unterschied zwischen Zentralnervensystem und peripheren Nerven

II.1. Zellkulturbeobachtungen

Warum regenerieren verletzte Nervenfasern im Zentralnervensystem nicht, was ist der Unterschied zum peripheren Nervensystem? Diese Frage war es, die uns damals am Beginn unserer Untersuchungen interessierte. Als ersten Schritt stellten wir deshalb einen Extrakt aus dem Rückenmark und einen Extrakt aus einem peripheren Nerv eines Versuchstiers her und gaben diese Extrakte zu Kulturen von Nervenzellen, um zu sehen, was die Nervenzellen unter diesen Bedingungen tun. Die Antwort auf diese Frage zeigt Abbildung 1: Mit dem Extrakt aus peripheren Nerven bilden viele der Nervenzellen Fortsätze und lange Nervenfasern (Abb. 1a). Dies geschieht so schnell, dass das Wachstum innerhalb von Stunden sichtbar ist. Mit dem Extrakt aus dem Rückenmark oder dem Gehirn, d.h., dem Zentralnervensystem (ZNS) hingegen leben die Nervenzellen zwar, d.h., sie sterben nicht ab, aber sie bilden keine Fortsätze (Abb. 1b). Das heisst, man sieht in dieser Zellkultur das, was man in-vivo bei Menschen oder Tieren auch sieht, nämlich erfolgreiche Nervenregeneration in peripheren Nerven, aber kein Nervenfaserwachstum und keine Nervenfaserregeneration im Rückenmark und dem Gehirn.

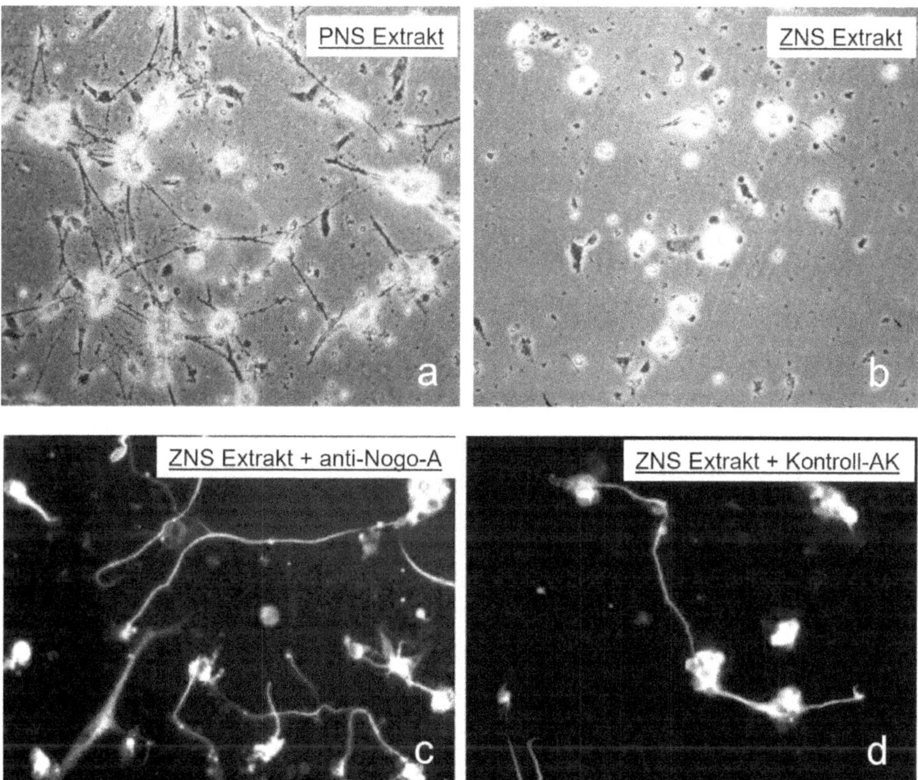

Abb. 1. Nervenzellen in Zellkultur in Kulturmedium, welches das Wachstum von Nervenfasern fördert. **a.** Nervenzellen ('helle Kugeln') sind in Kontakt mit Extrakt von peripheren Nerven (PNS): Viele Nervenfasern sind ausgewachsen. – **b.** Nervenzellen sind in Kontakt mit Extrakt von Zentralnervensystem (ZNS): Nervenfaserwachstum ist inhibiert. – **c.** Nervenzellen sind in Kontakt mit Extrakt von ZNS (Rückenmark) und mit anti-Nogo-A Antikörpern: Nervenfasern sind über Nacht ausgewachsen. – **d.** Nervenzellen mit ZNS-Extrakt und Kontroll-Antikörper (AK): Nervenfaserwachstum ist inhibiert.

Dieser Beobachtung gingen wir in den folgenden Jahren nach. In einem ersten Schritt fanden wir, dass es im Zentralnervensystem Zellen gibt, die im peripheren Nerv nicht vorkommen und die die Hüllen um die Nervenfasern bilden. Diese Zellen hemmen das Nervenfaserwachstum auf Kontakt hin, d.h., es ist eine Kontaktinhibition. Natürlich folgten auf diese Entdeckung biochemische Studien, um herauszufinden, welche Komponente dafür verantwortlich ist. Es wurden etwa ein Dutzend Proteine, alles Membranproteine oder Proteoglykane, als Hemmstoffe des Nervenfaserwachstums identifiziert. Was damals eine faszinierende Beobachtung und neue Theorie war, ist heute allgemeines Grundwissen der Neurobiologie.

Man kann diese hemmenden Proteine aus Extrakten aufreinigen, die Hunderte von Proteinen enthalten. Die Komponente mit der stärksten inhibitorischen Wirkung war ein neues, bis dahin unbekanntes Membranprotein aus den Nervenfaserhüllen von Gehirn und Rückenmark; wir nannten dieses Protein „Nogo-A", für „Nichts Geht". In den Rohextrakten aus dem Rückenmark sieht man die Bande von Nogo-A kaum, d.h., es macht weniger als ein Promille der gesamten Menge an Proteinen aus, aber wenn man Nogo-A aufreinigt und konzentriert, dann ist es sehr, sehr aktiv. Dieser interessante Befund bedeutete, dass es nicht nur Stoffe gibt, die das Nervenfaserwachstum fördern, sondern auch solche, die es hemmen, etwa im Sinn eines Ying Yang-Prinzips.

Es folgten viele molekular- und zellbiologische Untersuchungen, um herauszufinden, wie genau Nogo-A und die Nervenwachstumshemmung funktionieren. Heute wissen wir, dass Rezeptor-Komplexe mit mehreren Proteinen involviert sind. Das Ganze ist ein Schlüssel-Schloss-Prinzip, und zwar ein Sicherheitsschloss, weil mehrere Komponenten notwendig sind. Man konnte so viel an Wissen gewinnen über diese Mechanismen und die zugrundeliegende Zellbiologie, aber die entscheidende Frage war natürlich, was passiert, wenn man dieses Nogo-A-Protein ausschaltet. Also generierten wir Antikörper gegen Nogo-A, die sich wie eine Kappe über das Stoppsignal stülpen, so dass die Nervenzelle die Stoppsignale nicht mehr sehen kann. In Abb. 1b und 1d sieht man Nervenzellen in Kultur, die keine Fortsätze bilden und nicht wachsen, wenn ein Extrakt von Gehirn oder Rückenmark in der Kultur vorhanden ist. Gibt man nun aber einen gegen Nogo-A gerichteten Antikörper hinzu, der das Nogo-A-Protein ausschaltet oder neutralisiert, dann wachsen diese Nervenfasern über Nacht (Abb. 1c). Damit stellt sich die entscheidende Frage, ob diese Zellkulturbefunde eine Relevanz haben bezüglich der Ausgangsfrage, nämlich warum im Rückenmark und Gehirn von erwachsenen Menschen oder Tieren keine Regeneration verletzter Nervenfasern stattfindet. Das war der Moment, an dem wir diese Antikörper in einer Reihe von Zwischenschritten testeten, also zum Beispiel mit Schnitten vom Rückenmark, die man kultiviert, oder mit anderen typischen Kulturen von Gehirngeweben. Wir gaben Nogo-A-Antikörper zu diesen Kulturen und sahen auf einmal die Nervenfasern wachsen.

II.2. Befunde in-vivo

Die nächste logische Frage war: Was passiert im lebenden Tier? Man kann diese Antikörper beim Tier anwenden, z.B. über Minipumpen, die man unter die Haut implantiert, in den Flüssigkeitsraum im Rückenmarkskanal unterhalb des Rückenmarks, der auch bei uns Menschen vorhanden ist. Setzt man dann eine kleine Rückenmarksverletzung, sieht man, wie bei einem Tier, das mit einem inaktiven Kontrollantikörper behandelt wurde, die verletzten Nervenfasern höchstens kurz aussprossen, aber nicht weiterwachsen (Abb. 2a). Im Gegensatz dazu ist bei den Tieren, die mit einem Antikörper gegen das Nogo-A-Protein behandelt wurden, eine Regeneration der Nervenfasern über lange Distanzen im Rückenmark zu sehen (Abb. 2b,c). Die Nervenfasern suchen ihren Weg um die Narbe, um die Verletzungsstelle herum, wo ein Teil des Rückenmarks noch intakt ist (Abb. 2b), und wachsen dann das Rückenmark hinunter über mehrere Zentimeter in der Ratte (Abb. 2c). Auf der Abbildung sieht man, wie sie aussprossen, wie sie Ihren Weg suchen, durch unregelmässiges Wachstum über die Verletzungsstelle hinweg und das Rückenmark hinunterwachsen. Die Fasern kriechen durchs Gewebe und suchen Nervenzellen im Rückenmark, zu denen sie neue Verbindungen aufbauen können. Nach diesen anatomischen Befunden war die nächste Frage: Haben diese Fasern, die das Rückenmark hinunterwachsen, eine Funktion?

Theoretisch gab es diesbezüglich drei Möglichkeiten: 1, dass die Nervenfasern keine Funktion haben, weil sie nicht wissen, wohin sie müssen; – 2, dass die Nervenfasern zwar überall Verbindungen herstellen, dass aber ein Teil dieser Verbindungen zu Fehlfunktionen führen könnte, – 3, dass die Fasern 'wissen', wo sie sich sinnvoll verbinden können und dass damit eine Funktionsverbesserung zustande kommt. Deshalb war es sehr wichtig, in Tierexperimenten zu überprüfen, ob sich das Verhalten der Tiere nach Behandlung mit den Nogo-A-Antikörpern verändert. Dazu lassen wir die Tiere beispielsweise in einer offenen Arena laufen, um zu sehen, wie sie die Beine bewegen und wie koordiniert ihre Vorderbein- und Hinterbein-Bewegungen sind. Auf der unregelmässigen Leiter, auf der sie ihre Füsse genau aufsetzen müssen, kann man dann die Feinmotorik beurteilen, und beim Laufen über dünne Bälkchen das Gleichgewicht. Des Weiteren lassen wir die Ratten schwimmen; Ratten schwimmen natürlich gut. Dann kann man auch die Blasenfunktion prüfen; das ist eine ganz wichtige Funktion, die bei den paraplegischen Patienten sehr häufig gestört ist. Schliesslich gibt es auch Methoden, um die Schmerzempfindlichkeit zu testen, indem man mit einer feinen Borste die Füsse der Ratten stimuliert; wenn die Tiere überempfindlich sind, dann ziehen sie die Füsse sofort zurück, wenn nicht, heisst das, dass die Schmerzempfindlichkeit bzw. die Schmerzschwelle nicht verändert ist.

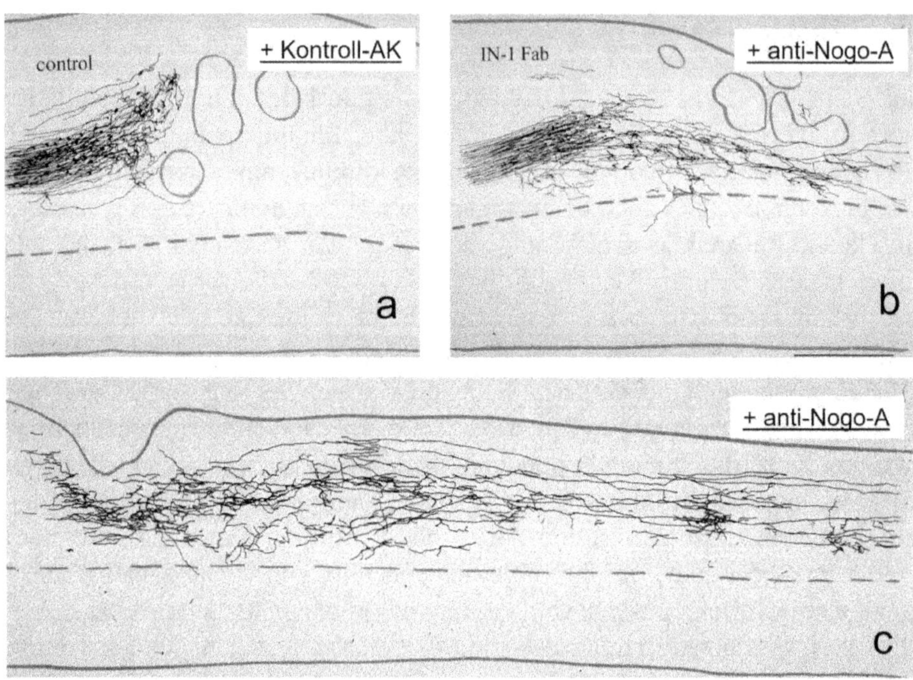

Abb. 2. Rekonstruktion von Verletzungsstellen und Nervenfasern der Kortiko-spinal-Bahn auf Längsschnitten des Rückenmarks von Ratten. – **a.** Ratte, die mit einem Kontroll-Antikörper (AK) behandelt wurde. Die verletzte Kortiko-spinal-Bahn endet an der Verletzungsstelle ohne Regeneration. – **b.** Ratte, die mit einem anti-Nogo-A Antikörper behandelt wurde. Fasern der verletzten Kortiko-spinal-Bahn sind um die Verletzungsnarbe herum gewachsen. – **c.** Rückenmark einer mit anti-Nogo-A behandelten Ratte unterhalb der Verletzungsstelle (rechts) mit regenerierten, langen Nervenfasern, die das untere Rückenmark (links) wieder mit dem Gehirn verbinden.

Abb. 3a zeigt eine Ratte nach einer partiellen Querschnittslähmung, die einer inkompletten Lähmung bei einem inkompletten paraplegischen Patienten entspricht, auf einem Laufband. So kann man heute inkomplett querschnittsgelähmte Patienten auf Laufbändern trainieren, um Restfunktionen der Beine zurückzubringen (Abb. 3b). Das machen wir mit den Ratten auch; man muss die Beine dabei manuell oder mit einem kleinen Roboter bewegen. Mit der Zeit lernt das Tier dann, seine Beine zu bewegen. Eine Ratte mit mittelschwerer Rückenmarksverletzung zieht die Beine meistens nach, das Tier kann nicht laufen, aber mit den Vorderbeinen läuft es normal. Wenn nun eine Ratte nach der Verletzung für zwei Wochen mit einem Antikörper gegen das Nogo-A-Protein behandelt wurde, sieht man einen schönen, regelmässigen Schritt der Hinterbeine mit Schwung- und Standphase. Diese Tiere laufen sehr gut. Solche Erholungen sieht man in vielen dieser Tests, im Bälkchen-Laufen, im Laufen auf Leitern, beim Schwimmen und vielen anderen Bewegungsaufgaben.

Das ist eine sehr wichtige Beobachtung. Ebenso wichtig ist, dass keine Fehlfunktionen auftreten. Die Schmerzschwelle verändert sich nicht, und die Tiere haben auch sonst keine Störungen in ihrem Verhalten.

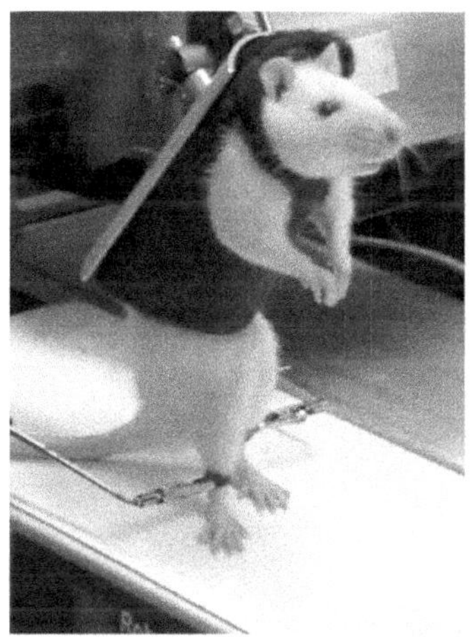
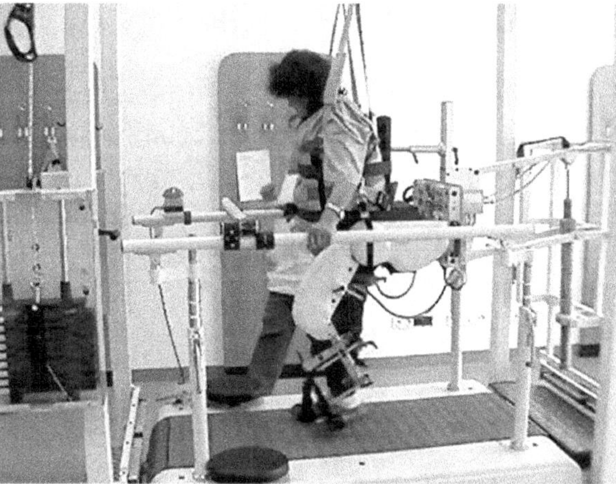

Abb. 3. Ratte und Mensch im Reha-Training auf dem Laufband. Intensives Training verbessert die funktionelle Erholung im Tiermodell nach anti-Nogo-A Antikörper Behandlung.

Das waren wichtige Meilensteine in der Entwicklung, und zwar sowohl die positiven Effekte wie auch die Abwesenheit von negativen Effekten. Nach einer Reihe solcher Tierexperimente kam der Moment, wo man sich entschloss, diese Therapie in Richtung Anwendung am Menschen, also Richtung Klinik zu entwickeln. Die Grundlagenforschung zeigte, dass es wachstumshemmende Faktoren gibt, dass man sie ausschalten kann, und dass im verletzten Rückenmark Nervenfasern zur Regeneration gebracht werden können, die funktionell sinnvolle Verbindungen aufbauen (Schwab and Strittmatter, 2014 zur Zusammenfassung).

III. Der Schritt zur Klinik

III.1. Drug development und präklinische Toxikologie

Als erster Schritt, den man Drug Development nennt, ist die Herstellung eines Antikörpers nötig, der beim Menschen angewendet werden kann, also menschliche Antikörper gegen menschliches Nogo-A. Diese müssen optimiert, in ausreichender Menge produziert und durch die Arzneimittelbehörden zum Versuch zugelassen werden. Unverzichtbar sind dabei Studien am Tier, welche die Abwesenheit von Nebeneffekten dieser klinischen Antikörper bis zu hohen

Dosen nachweisen. Diese Vorarbeiten sind äusserst kostspielig und benötigen oft mehrere Jahre. Erst dann kommen die klinischen Versuche, die über mehrere Stufen laufen.

III.2. Dosisfindung und Sicherheit

Eine erste Phase der klinischen Prüfung eines neuen Medikaments dient der Dosisfindung und der Frage, ob beim Menschen Nebeneffekte auftreten oder nicht. Die in den Versuchen mit anti-Nogo-A behandelten Personen waren frischverletzte para- und tetraplegische Patienten. Man verwendete Pumpen oder Injektionen zur Applikation der Antikörper in den Rückenmarkskanal. Die Behandlung erwies sich als absolut sicher, es gab keine Nebeneffekte bei mehr als 50 Patienten mit steigender Dosis. Man sah dabei sogar erste Hinweise auf eine Verbesserung gewisser Funktionen (Kucher et al., 2018). Das ist die klassische Phase 1 eines klinischen Tests.

III.3. Wirksamkeitsnachweis – Proof of Concept

Die klassische Phase 2 ist der „Proof of Concept" oder Wirksamkeitsnachweis. Einen ersten solchen klinischen Versuch konnten wir kürzlich abschliessen in einem klinischen Netzwerk in 4 europäischen Ländern (Schweiz, Deutschland, Tschechien und Spanien), an 13 führenden Kliniken für Querschnittsgelähmte (www.NISCI-2020.eu). Die Patienten waren Tetraplegiker, also Halsmark-Verletzte, und zwar sehr schwere bis mittelschwere Fälle. Im ersten Monat nach der Verletzung wurden über 30 Tage anti-Nogo-A Antikörper direkt in den Flüssigkeitsraum, der das Rückenmark umgibt, injiziert. Man braucht bei solchen Versuchen auch eine Placebo-Gruppe, d.h., Patienten, die den Antikörper nicht bekommen. Das Ganze ist doppelblind; niemand, weder der Patient noch der Arzt noch der Physiotherapeut noch diejenige Person, welche die Daten auswertet, weiss, wer was bekommen hat. Beurteilt wurden vor allem die Arm-Handfunktion, die Beinfunktionen, und verschiedene Aspekte des täglichen Lebens (z.B. Essen, Ankleiden, Duschen, Rollstuhl- oder assistierte Fortbewegung etc.). Die ersten Analysen dieser grossen Studie, die in den nächsten Monaten veröffentlich werden, zeigen ein sehr ermutigendes Bild: Bei vielen der Antikörper-behandelten tetraplegischen Patienten mit Teilverletzungen des Rückenmarks lag die Erholung der Arm-Hand-Bewegungen nach 6 Monaten deutlich höher als bei der Placebo-Gruppe. Dementsprechend ist auch der Anteil der Patienten, die ein hohes Mass an Selbständigkeit im Alltagsleben erreichten, in der anti-Nogo-A behandelten Gruppe wesentlich höher. Die Auswertungen der vielen Daten aus dieser klinischen Studie werden zurzeit noch fortgesetzt. Eine nächste klinische anti-Nogo-A Antikörper Studie, die diese Resultate wiederholen und verfeinern wird, ist zurzeit ebenfalls in Vorbereitung.

IV. Resümee

Was habe ich Ihnen gezeigt? 1) Wir machten in Zellkulturen eine seltsame Beobachtung, nämlich, dass es offenbar Hemmstoffe des Wachstums von Nervenzellen im Zentralnervensystem gibt. Wir machten diese Beobachtung zu einem Zeitpunkt, an dem das völlig unbekannt war und in den einschlägigen Lehrbüchern nicht existierte. 2) Wir konnten über Zell- und Gewebekulturexperimente diese Hemmstoffe charakterisieren und den mit der stärksten Aktivität, Nogo-A, identifizieren. 3) Wir konnten in Tiermodellen zeigen, dass man diese Hemmstoffe ausschalten und damit tatsächlich regenerative Prozesse im verletzten Rückenmark und damit einhergehende Funktionsverbesserungen auslösen kann. 4) Mit molekularbiologischen, biochemischen und zellbiologischen Methoden wurde dann ein menschlicher anti-Nogo-A Antikörper hergestellt und für den klinischen Einsatz optimiert. 5) Wirksamkeit und die Abwesenheit von Nebenwirkungen waren dann zuerst wiederum im Tier nachzuweisen. 6) Schliesslich erreichten wir mit dieser anti-Nogo-A Antikörper Therapie die Stufe der klinischen Prüfungen, die zurzeit immer noch am Laufen sind. Diese Schritte und dieses Schema gelten generell für die Entwicklung neuer Therapeutika.

Q&A

Frage 1: Was ist Ihrer Meinung nach die Funktion von Nogo-A? Warum gibt es das überhaupt?

Antwort: Was wir heute wissen, ist, dass Nogo-A beim Erwachsenen als Stabilisator für die sehr komplexe Verschaltung des Zentralnervensystems dient. Die Tierstudien zeigen, dass man Nogo-A ausschalten kann für 2–4 Wochen und dadurch Nervenfaser-Regeneration fördern kann, ohne dass Fehlverschaltungen und -Funktionen auftreten. Diese Resultate waren sehr wichtig für den Schritt in die Klinik und zum Menschen.

Frage 2: Wäre es möglich, dieses Ausschalten von Nogo-A über SH-RNA-Knockdown zu machen, wäre das nicht eine bessere Variante?

Antwort: Chinesische Gruppen und eine japanische Gruppe haben das gemacht und gezeigt, dass es im Tiermodell funktioniert. SH-RNA als Therapeutikum ist allerdings noch weniger weit entwickelt als Antikörper. Deshalb gehen wir über Antikörper.

Frage 3: Wie sehen Sie das mit der Kombination von Robotik-Therapie in der Rehabilitation und z.B. auch Elektrostimulation?

Antwort: Die Elektrostimulation stimuliert und steuert die Verbindungen, die eine Verletzung überstanden haben. Das sind häufig noch etwa 10% der Nervenfasern. Mit den Nogo-A-Antikörpern bringen wir mehr Nervenfasern dazu, Verbindungen zu machen. Das heisst, ein Verfahren, wo man zuerst die 'Hardware' optimiert, also möglichst viele Nervenfasern wachsen lässt, und dann diese über Stimulation optimal trainiert und in neue Funktionen einpasst, ist wahrscheinlich ein sehr gutes Verfahren und vermutlich komplementär. Wir denken auch in diese Richtung und sind dementsprechend in Kontakt mit den Gruppen, welche diese Stimulationen testen.

Frage 4: Was war das präklinische Schlüsselexperiment, welches Sie und letzten Endes auch die Investoren überzeugt hat, in die Klinik zu wechseln. Nicht Maus-Experiment meine ich, sondern mit Humanzellen, oder wie haben Sie das dann an Humangewebe nochmals überprüft? Oder haben Sie es nicht überprüft?

Antwort: Wir haben das an humanen Zell-Linien überprüft. Diese ergaben das gleiche Resultat wie Ratten-Zellen oder -gewebe.

Referenzen

Schwab ME, Strittmatter SM (2014). Nogo limits neural plasticity and recovery from injury. Curr Opin Neurobiol. 27: 53–60.

Kucher K, Johns D, Maier D, Abel R, Badke A, Baron H, Thietje R, Casha S, Meindl R, Gomez-Mancilla B, Pfister C, Rupp R, Weidner N, Mir A, Schwab ME, Curt A. (2018). First-in-Man Intrathecal Application of Neurite Growth-Promoting Anti-Nogo-A Antibodies in Acute Spinal Cord Injury. Neurorehabil Neural Repair. 32: 578–589.

Tierversuche aus klinischer Sicht: eine Einordnung

Christian Baumann

Der Beitrag stellt zwei Beispiele vor, welche die Notwendigkeit von Tierversuchen aus klinischer Sicht illustrieren. Zum einen bezieht er sich auf die neurodegenerativen Erkrankungen Parkinson und Alzheimer. Experimente an transgenen Mäusen zeigten, dass tiefer Schlaf die der Pathogenese zugrundeliegenden Ablagerung von bestimmten Proteinen im Gehirn reduzieren kann, was zu vielversprechenden klinischen Ansätzen führt. Zum anderen wird das Schädel-Hirn-Trauma betrachtet, das bei jungen Menschen zu schwerwiegenden Folgeschäden führen kann. Auch hier ergeben sich vielversprechende neue Therapieansätze aus Studien an Tiermodellen des Schlaganfalls. So gelang es, mittels pharmakologischer oder akustischer Vertiefung des Schlafs bei Tieren die traumatischen Schäden zu reduzieren, was wiederum potenziell für Menschen relevant sein könnte. Trotz des klinischen Interesses an diesen Fragen betont der Text die Notwendigkeit, die 3R-Regel (Replace, Refine, Reduce) bei Tierversuchen zu beachten und Initiativen zur Verbesserung der Tierversuche zu unterstützen. Als viertes „R" wird schliesslich die Relevanz der Forschung für die Gesellschaft hervorgehoben und die enge Zusammenarbeit zwischen Klinikern, Humanforschern und Grundlagenforschern als wesentliche Basis für Fortschritt betont.

Inhalt

I. Einleitung

Meine Arbeitsgruppe besteht aus klinischen Forschern und Grundlagenforschern, die wiederum humanexperimentell und auch tierexperimentell arbeiten. Ich möchte Ihnen zwei Beispiele zeigen, weshalb ich persönlich davon überzeugt bin, auch aus klinischer Sicht, dass Tierversuche unerlässlich sind.

II. Neurodegenerative Erkrankungen

II.1. Parkinson-Erkrankung

Die Parkinson-Erkrankung ist diejenige Erkrankung, die ich im klinischen Kontext am häufigsten sehe. Es ist eine sich langsam verschlechternde neurodegenerative Erkrankung, d.h., es ist eine Erkrankung, bei der Nervenzellen vorzeitig absterben. Diese ist mit Proteinen assoziiert, die im Gehirn vorhanden sind, sich falsch falten und dann ablagern. Diese möglicherweise ursächlich wirkende Proteinaggregation geschieht bei Parkinson-Erkrankten in den Nervenzellen und führt zum vorzeitigen Zelltod. In der Schweiz leiden etwa 15'000 Menschen an Parkinson und jährlich kommen etwa 1'000–1'500 neu betroffene Personen hinzu. Nicht nur aufgrund der demografischen Entwicklung steigt diese Zahl kontinuierlich an; dementsprechend wird in diesem Bereich sehr viel geforscht, einerseits zu Parkinson, besonders aber auch im Zusammenhang mit der noch häufigeren Alzheimer-Erkrankung. In den letzten Jahren kamen wiederholt neue Behandlungsansätze für Alzheimer-Erkrankte auf den Markt; dabei zeigt es sich, dass der Weg zu einer hochwirksamen und gut verträglichen Behandlung herausfordernd ist.

Die Parkinson-Erkrankung bedeutet nicht nur Zittern und Verlangsamung, sondern viele und insbesondere auch nicht-motorische Funktionen des Körpers werden in Mitleidenschaft gezogen. Es treten beispielsweise häufig kognitive Defizite auf, daneben unter anderem Blutdruckschwankungen, Inkontinenz, Schlaf- und Angststörungen. Die Erkrankung und damit die Symptome schreiten unerbittlich fort, lassen sich teilweise symptomatisch lindern, aber weder bremsen noch heilen.

II.2. Neue Perspektiven

Seit vielen Jahren sind daher zahlreiche Forschungsgruppen rund um den Erdball auf der Suche nach sogenannt neuroprotektiven Behandlungen, welche diese neurodegenerativen Erkrankungen mindestens bremsen und im besten Fall verhindern können. Dabei ist auch der Schlaf in den Fokus geraten.

Die Studie, welche die Forschung auf diese Möglichkeit aufmerksam machte, wurde vor 15 Jahren von einer Gruppe aus den USA in Science publiziert. Die damaligen Untersuchungen wurden an Alzheimer-Mäusen durchgeführt. Das sind transgene Tiere, die progressiv zerebrale Eiweissablagerungen ähnlich wie bei Alzheimer-Patienten aufweisen. Diese kann man am Hirnschnittgewebe immunhistochemisch einfärben und mittels Mikroskop detektieren und quantifizieren. Konkret sind das die schwarzen Flecken auf der Abbildung 1 (links). In dieser wegweisenden Studie liess man nun eine Gruppe dieser Mäuse einmal über mehrere Tage tief schlafen und eine andere Gruppe liess man normal schlafen. Die tiefer schlafenden Mäuse hatten zu diesem Zweck ein Medikament erhalten, und bei ihnen sah man, dass die Alzheimer-Ablagerungen markant reduziert waren (Abbildung 1, links). Dieses erste Ergebnis führte im Anschluss zu einer Vielzahl von klinischen Beobachtungen. Die überwiegende Mehrheit davon war korrelativ, d.h., man untersuchte den Zusammenhang zwischen Schlafmerkmalen und der Ausprägung der Erkrankung. In einer Studie an ungefähr 700 älteren und gesunden Menschen fand sich, dass bei denjenigen, die einen besser konsolidierten Schlaf hatten, das langjährige Risiko, an Alzheimer zu erkranken, deutlich niedriger war als bei denjenigen, die einen stärker fragmentierten Schlaf hatten (Abbildung 1, rechts). Dieser Befund wie andere auch unterstützten die Ergebnisse aus den Tierexperimenten, sind aber noch kein Beweis dafür, dass tiefer Schlaf Alzheimer vorbeugt.

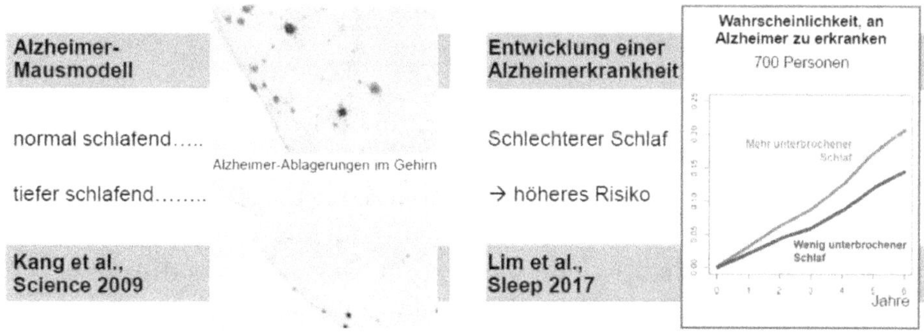

Abb. 1. Transgene „Alzheimer-Mäuse" (links) haben progressiv zerebrale Eiweiss-ablagerungen im Gehirn, ähnlich wie Alzheimer-Patienten. Diese Eiweissablagerungen kann man am Hirnschnittgewebe immunhistochemisch einfärben und mittels Mikroskop quantifizieren (schwarze Flecken). Bei Mäusen, die durch ein Medikament tiefer schliefen als die Kontrollmäuse, waren die Eiweissablagerungen signifikant reduziert (links unten).

Wir wählten einen etwas anderen Ansatz und verglichen den im Schlaflabor aufgezeichneten Schlaf von rund 130 Parkinson-Patienten, welche wir bei uns in der Klinik untersucht hatten, mit dem langjährigen Krankheitsverlauf. Dabei stellten wir eine überraschend deutliche inverse Korrelation zwischen der

Schlaftiefe und dem Schweregrad der Krankheit fest (Abbildung 2, links). Das bedeutet in anderen Worten, dass bei denjenigen Patienten, die tiefer schliefen, das Fortschreiten der Parkinson-Erkrankung weniger rasch war als bei denjenigen, die weniger Tiefschlaf hatten. Das ist allerdings wiederum eine Korrelation und stützt sich jeweils auf eine einzige Nacht. Wir können daher auch aus dieser Studie keine eindeutigen Folgerungen ziehen, aber immerhin ist das ein Befund, der darauf hindeutet, dass Tiefschlaf auch bei Parkinson-Erkrankten eine wichtige Rolle spielen könnte.

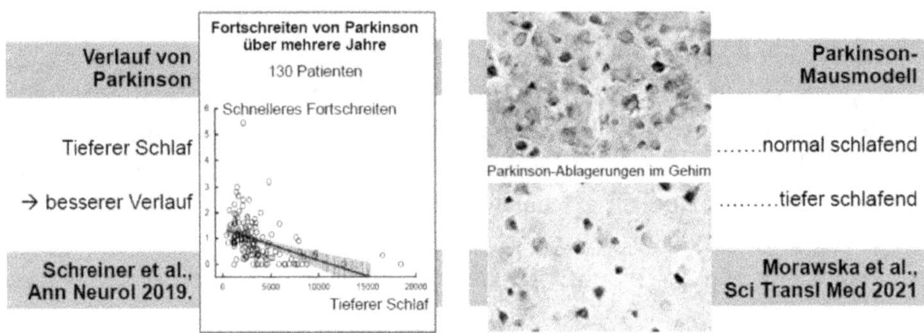

Abb. 2. Inverse Korrelation zwischen der Schlaftiefe und dem Schweregrad der Krankheit bei Parkinson-Patienten (Abbildung 2, links). Bei denjenigen Patienten, die tiefer schliefen, schritt die Parkinson-Erkrankung weniger rasch fort als bei denjenigen, die weniger Tiefschlaf hatten. Ähnlich wie bei den Alzheimer-Mäusen (Abbildung 1) führte auch bei Parkinson-Mäusen eine pharmakologische Vertiefung des Schlafs zu einer Reduktion der pathologischen Protein-Ablagerungen im Gehirn (Abbildung 2, rechts).

Die nächsten zwei Fragen, die sich stellen, sind erstens jene, ob mit tieferem Schlaf solche neurodegenerativen Erkrankungen gebremst werden können, und zweitens jene, wie man den Tiefschlaf sicher und möglichst ohne Nebenwirkungen über längere Zeit verstärken kann. Mit Medikamenten ist das schwierig, da diese häufig Nebenwirkungen, Abhängigkeiten und Toleranzentwicklungen mit sich bringen. Eine Perspektive ergab sich diesbezüglich mit dem Projekt „SleepLoop", welches wir im Jahr 2017 beginnen konnten. Im Rahmen dieses Projekts entwickelten wir eine Technologie, ein Stirnband, das den Schlaf mittels Elektroenzephalographie (EEG) in Echtzeit messen und ihn vertiefen kann. Dies geschieht über die Abgabe von leisen, nicht aufweckenden Tönen ins Ohr, welche abgestimmt sind auf die messbaren Schlafwellen. Im Tiefschlaf treten im EEG langsame, hohe Wellen auf. Entscheidend ist dabei das Timing; der Impuls muss nahe am höchsten Punkt der Welle abgegeben werden. Das macht die Welle grösser und langsamer und damit den Schlaf tiefer. Das entsprechende Stirnband ist mittlerweile in verschiedenen Forschungsprojekten im Einsatz und kann den Schlaf bei gesunden und kranken Menschen aus verschiedenen Altersgruppen vertiefen.

Aus diesen Erwägungen ergibt sich die Schlussfolgerung, dass wir jetzt versuchen sollten, mittels einer klinischen Studie zu untersuchen, ob wir mit dieser Technologie neurodegenerative Erkrankungen mittels tieferem Schlaf bremsen können.

II.3. Notwendigkeit der Translation zurück ins Tiermodell

Nur auf der Basis der genannten korrelativen Befunde in Menschen mit der Parkinson-Erkrankung eine lange dauernde klinische Studie zu starten, wäre jedoch problematisch. Wenn wir Forschungsprojekte erwägen, haben wir nicht nur das Tierschutzgesetz bei Tierversuchen im Kopf, sondern im klinischen Kontext auch das Humanforschungsgesetz. Die korrelative Evidenz allein wäre zu schwach, um Patientinnen und Patienten über eineinhalb Jahre dieses Stirnband tragen zu lassen. Auch wenn keine Sicherheitsprobleme oder Nebenwirkungen zu erwarten sind, wäre dies für eine so lange Versuchsanlage dann doch eine zu grosse Belastung gemessen an der bisherigen Evidenz. Ausserdem kostet eine so aufwendige Studie viel Geld, weil fast 22'000 Nächte mit Messungen und Stimulation und viele zusätzliche Untersuchungen nötig sind, um die Schlafvertiefung und ihre Effekte zuverlässig zu messen. Konkret bedeutet das, dass der mögliche günstige Effekt von Schlaf auf die Parkinson-Erkrankung noch mit anderen Ansätzen als bloss korrelativen Studien gezeigt werden muss. Deshalb beschlossen wir in der Arbeitsgruppe, einen „Bedside-to-Bench-Approach" zu machen und den möglichen Zusammenhang im Tier zu untersuchen, ähnlich wie die Kollegen es mit dem Mäuse-Alzheimer-Modell gemacht hatten. Nur so können wir die Auswirkung von tieferem Schlaf auf die Ablagerung von schädlichen Proteinen auch bei der Parkinson-Erkrankung untermauern – oder eben verwerfen.

Konkret führten wir ein Experiment mit zwei verschiedenen Tiermodellen der Parkinson-Erkrankung durch. Dabei beobachteten wir, dass eine pharmakologische Vertiefung des Schlafs tatsächlich auch bei Parkinson-Mäusen, ähnlich wie bei den Alzheimer-Mäusen, zu einer signifikanten Reduktion der pathologischen Protein-Ablagerungen im Gehirn führte (Abbildung 2, rechts). Die betreffenden Ergebnisse wurden publiziert und führten im Gesamtkontext der bisherigen Evidenz dazu, dass wir inzwischen die Finanzierung für die klinische Studie zugesprochen bekamen. Dr. Angelina Maric leitet als humane Grundlagenwissenschafterin dieses sehr grosse klinisch-elektrophysiologische Projekt. Ausserdem hat die tierexperimentelle Wissenschafterin unserer Arbeitsgruppe, Dr. Daniela Noain, ein grosses SNF-Forschungsprojekt zugesprochen erhalten, um die zugrundeliegenden Mechanismen im Tiermodell zu untersuchen und damit das Phänomen der reduzierten Proteinaggregation bei Tiefschlaf besser zu verstehen, was für die Anwendung in Zukunft wichtige Hinweise liefern könnte.

III. Das Schädel-Hirn-Trauma

III.1. Allgemeines

Transgene Parkinson-Mäuse, transgene Alzheimer-Mäuse: Das ist nicht dasselbe wie Parkinson und Alzheimer beim Menschen. Das ist eine valide Kritik und muss immer im Hinterkopf behalten werden, wenn man Forschungsergebnisse aus dem Tiermodell in die klinische Forschung übersetzt. Zu gross können die Unterschiede zwischen Tiermodell und klinischer Erkrankung sein, als dass sich jeder Befund im Menschen replizieren lassen würde. Ich möchte Ihnen im Folgenden aber noch ein Beispiel zeigen von einem Modell, das der Situation beim Menschen sehr gut entspricht, nämlich beim Schädel-Hirn-Trauma. Das ist das zweite grosse Gebiet, das uns beschäftigt und welches häufig jüngere Leute betrifft und gerade bei diesen zu einer überdurchschnittlich hohen Morbidität führt. Mögliche Folgen sind unter anderem kognitive Defizite, Schlaf-Wach-Störungen und neurologische Beschwerden, je nach Schweregrad und Lokalisation des Schädel-Hirn-Traumas.

III.2. Neue Perspektive

Die Hypothese, dass Schlaf einen günstigen Effekt auf das Outcome eines Schädel-Hirn-Traumas haben könnte, ist abgeleitet von der Beobachtung eines solchen Zusammenhangs in einer anderen Form der akuten Hirn-Schädigung. Eine Arbeitsgruppe aus Zürich untersuchte im Tiermodell, was nach einem Schlaganfall passiert, wenn die Tiere entweder normal schlafen oder wenn ihr Schlaf unterbrochen wurde. Die Forscher fanden heraus, dass die Tiere, die einen gestörten Schlaf hatten, d.h. in ihrer Hauptruhephase immer wieder aufgeweckt wurden, deutlich grössere Läsionen im betroffenen Hirnareal hatten als die Tiere, die ungestört schliefen. Wir haben uns daher die Frage gestellt: könnte Schlaf allenfalls beim Schädel-Hirn-Trauma, welches ebenfalls akut zu einer Hirnschädigung führt, einen günstigen Effekt haben?

III.3. Die Notwendigkeit des Tierversuchs vor dem Einsatz im Menschen

Diese Frage am Menschen zu beweisen ist fast nicht möglich. Schädel-Hirn-Traumata treten ohne Vorankündigung auf, daher kann man den Zustand nach dem Trauma nicht wissenschaftliche mit dem Vorzustand vergleichen, da dieser nicht systematisch untersucht wurde und daher kein Vergleich vorliegt. Ausserdem sind Schädel-Hirn-Traumata bei Menschen extrem heterogen, mal leichter, mal schwer, und bei jedem Menschen sind andere Mechanismen und Lokalisationen des Traumas zu verzeichnen. Das macht eine Beweisführung extrem schwierig. Bevor man daher auch in diesem Gebiet darüber nachdenkt, eine Behandlung einer klinischen Studie zu unterziehen, muss aufgezeigt werden, dass man auf dem richtigen Weg ist.

Deshalb wiederum zunächst die Translation der Frage ins Tiermodell. Konkret wurden Ratten untersucht, welche einem Schädel-Hirn-Trauma ausgesetzt wurden, wie es auch wir Menschen erleiden: mit einem Schlag auf den Kopf, welcher zu Beschleunigungskräften führt, welche ihrerseits im Gehirn Schäden wie Coup- und Contre-Coup-Läsionen nach sich zieht. In diesem Falle entspricht das Tiermodell also sehr deutlich dem menschlichen Schädel-Hirn-Trauma. Wir konnten in unseren entsprechenden Studien die von Schlaganfall-Studien abgeleitete Hypothese bestätigen und fanden, dass diejenigen Tiere mit pharmakologisch induziert tieferem Schlaf deutlich weniger Schädel-Hirn-Trauma-typische Schäden hatten.

Analog zu den Studien in neurodegenerativen Erkrankungen sind die Befunde im Tiermodell vielversprechend, den Effekt von Tiefschlaf in der Akutphase nach humanem Schädel-Hirn-Trauma zu untersuchen. Auch hier sind jedoch medikamentöse Ansätze oft problematisch. Schädel-Hirn-Trauma-Patienten, besonders jene mit einem schweren Trauma, liegen in der Zeit nach dem Trauma häufig auf Intensivstationen. Eine medikamentöse Induktion von Tiefschlaf würde die Überwachung der Patienten deutlich erschweren, da es unklar wäre, ob das fehlende Bewusstsein nur medikamentös oder aufgrund möglicher Hirnschäden zu interpretieren ist.

Aus diesem Grund haben wir uns entschlossen, vor dem Schritt in die Klinik zu untersuchen, ob der Ansatz der akustischen Stimulation, wie wir ihn beim Menschen eingeführt haben, auch im Tiermodell funktioniert und nach Schädel-Hirn-Trauma dieselben Effekte erzielt wie eine pharmakologische Schlafvertiefung. Also blieben wir vorerst noch im Tiermodell. Nach der Etablierung der nicht-pharmakologischen Methode mittels Töne im Schlaf im Tiermodell beobachteten wir tatsächlich, dass der Schädel-Hirn-Trauma-typische Schaden durch die akustische Vertiefung des Schlafs – also durch blosses Abspielen leichter Töne – erheblich reduziert wurde (Abbildung 3). Diese Resultate im Tierversuch haben uns überzeugt, den Schritt in die Klinik zu wagen und zu untersuchen, ob dieser nicht-pharmakologische und nebenwirkungsarme Ansatz in der Akutphase nach Trauma einen günstigen Effekt auf das Outcome hat.

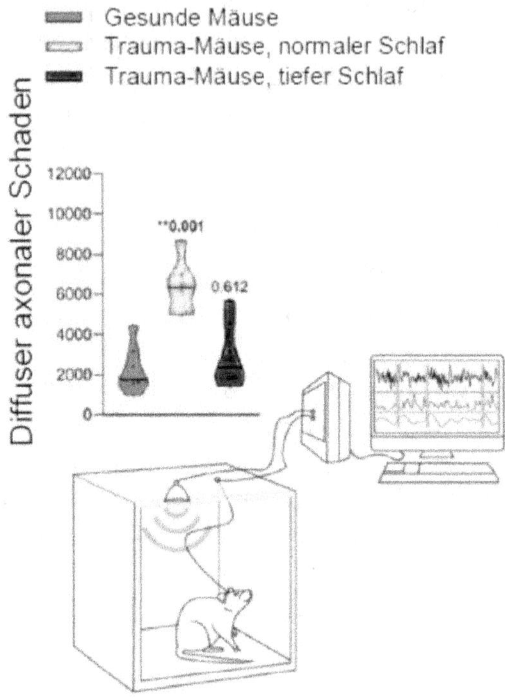

Abb. 3. Der Schädel-Hirn-Trauma-typische Schaden bei Mäusen wurde durch die akustische Vertiefung des Schlafs – also durch blosses Abspielen leichter Töne – erheblich reduziert (Abbildung 3).

IV. Schlussfolgerung

Aus klinischer Sicht können Tierversuche notwendig sein, Zusammenhänge zu untersuchen, welche im klinischen Kontext kaum zu beweisen sind, bevor eine Translation in die Klinik erfolgt. Dabei gilt die 3R-Regel natürlich ganz genau gleich, d.h., wir müssen uns an „Replace, Refine und Reduce" halten. Aus klinischer Sicht gibt es sogar noch ein viertes „R", nämlich die Relevanz für die Gesellschaft. Unsere Forschung ist häufig getrieben von Impact-Faktoren, von Hochschulrankings, von H-Indizes etc., und aufgrund dessen wird manchmal ein bisschen aus den Augen verloren, was wirklich relevant ist und uns weiterbringt. „Relevanz" ist allerdings ein schwieriges Kriterium. Wo ist die Relevanz? Wie beurteilt man sie? Aber ich denke trotzdem, wir müssen das im Auge behalten. Um die Relevanz möglichst hochzuhalten, ist gerade auch im Rahmen von Tierversuchen eine enge Interaktion zwischen Klinikern, Humanforschern und Grundlagenforschern wichtig, die mit Tieren arbeiten.

Q&A

Frage 1: Sie haben das 3R-Prinzip erwähnt und beschrieben, was getan wurde, um diesem Prinzip bei diesen Versuchen gerecht zu werden. Sie haben ausserdem erwähnt, dass die Ratten ein Schädel-Hirn-Trauma erlitten, um dies zu prüfen. Wie wurde dieses Schädel-Hirn-Trauma herbeigeführt und wie lässt sich das mit dem Refinement-Prinzip vereinbaren?

Antwort: Für das Schädel-Hirn-Trauma gibt es unzählige Modelle, die mehr oder weniger dem entsprechen, was beim Menschen tatsächlich passiert. Es gibt Modelle, die sind ziemlich weit weg vom Mechanismus des humanen Schädel-Hirn-Traumas und es gibt solche, die sind ganz nah dran. Diejenigen, die nah dran sind, haben den höheren Schweregrad, weil es dort effektiv zu einer Beschleunigung des Kopfes kommt, wie beim Menschen auch, also mit einer Akzeleration und Dezeleration. Aus diesem Grund haben wir uns für dieses Modell entschieden – Stichwort Relevanz. Das Trauma war nicht tödlich, insgesamt ging es den Tieren im Anschluss gut und neurologische Defizite waren nicht zu beobachten. Dabei haben wir den Schweregrad so tief wie möglich gehalten, um Veränderungen im Hirngewebe sehen zu können, mit minimaler Morbidität und ohne Mortalität.

Frage 2: Sie haben vorhin davon gesprochen, dass Sie die Mäuse pharmakologisch in tiefen Schlaf gelegt haben, und dargelegt warum das beim Schädel-Hirn-Trauma beim Menschen nicht geht. Warum ist es bei Parkinson oder Alzheimer nicht möglich, das pharmakologisch zu machen?

Antwort: Es gibt Substanzen, die den Schlaf wirklich vertiefen. Wenn man ein normales Schlafmedikament nimmt, beispielsweise ein Benzodiazepin, dann macht man genau das Gegenteil. Man induziert einen wenig tiefen, konsolidierten Schlaf, aber das ist genau das, was wir nicht wollen. Diejenigen Substanzen, die einen Tiefschlaf-ähnlichen (manchmal auch Koma-ähnlichen) Zustand hervorrufen, erschweren nicht nur das Monitoring bei den Schädel-Hirn-Trauma-Patienten, sondern sie haben ein Nebenwirkungs- und Abhängigkeits-Potential. Ausserdem wird die Schlafarchitektur gestört, was ebenfalls nicht günstig ist. Daher haben wir uns für einen nicht-pharmakologischen Ansatz entschieden.

Frage 3: Was ist der Mechanismus des positiven Effekts von Tiefschlaf bei den geschilderten Erkrankungen?

Antwort: Diese Frage kann ich noch nicht abschliessend beantworten. Es gibt verschiedene Hypothesen dazu und die einschlägige Literatur ist kontrovers. Eine dänische Gruppe hat beschrieben, dass die Funktion des sogenannten glymphatischen Systems – abgeleitet vom lymphatischen System in der Peripherie – im Tierschlaf akzentuiert ist, also der Lymphabfluss im Gehirn verstärkt auftritt. Ferner gibt es Studien, die als Ursache auf die Autophagie oder auf andere Prozesse hinweisen.

Frage 4: Sie haben im Vortrag auch erwähnt, dass es diverse Funding-Herausforderungen gab und dass Sie dann wieder ins Tiermodell zurück mussten. Haben Sie dabei auch ein Replacement in Erwägung gezogen, oder gibt es keine Alternativmethoden? Dachten Sie einfach: „gehen wir zurück ins Tiermodell", oder wird das vom SNF quasi verlangt, zuerst im Tiermodell nachzuweisen, um dann die finanzielle Unterstützung zu bekommen?

Antwort: Das ist natürlich situations-, studien- und fragebezogen, aber „einfach zurück ins Tiermodell" ist nicht unsere Strategie. Grundsätzlich muss man eine Methode finden, welche eine solide und systematische Evidenz liefert, und wenn diese durch Replacement erhalten werden kann, dann ist das umso besser. In einem Fall haben wir beispielsweise eine Pilot-Studie gemacht, um einen alternativen Ansatz zu testen. Wir haben bei gesunden Menschen untersucht, ob der Schlaf einen Effekt auf die Konzentration der Neurodegenerations-assoziierten Proteine im Blut hat. Abgesehen davon, dass die Konzentration im Blut nicht notwendigerweise etwas darüber aussagt, was im Gehirn passiert, mussten wir feststellen, dass diese Parameter im Blut nur eingeschränkt zuverlässig beurteilbar sind. Wenn man also auf den vermuteten Zusammenhang zwischen Tiefschlaf und Veränderungen im Gehirn untersuchen möchte, bleibt im Humankontext aufgrund der teilweise limitierten Methoden manchmal kein anderer Weg als der Gang ins Tierlabor.

In vitro models of nervous system diseases – distant future or reality?

Janos Vörös*

Diseases of the human nervous system are among the leading causes of death and are often scary and painful. Unfortunately, it is very difficult to find new drugs for these diseases, because preclinical drug testing on animals has little predictive value for human safety/toxicity and especially on efficacy.[1] Recent progress in human induced pluripotent stem cell (iPSC) technology[2] in combination with emerging microphysiological systems (MPS)[3] might provide an opportunity to address some of the challenges related to investigating the nervous system and its diseases. This talk will introduce new tools to create and to interact with well-defined neuronal networks in vitro. For example, asymmetric polydimethylsiloxane (PDMS) microchannels can be used to guide the axonal growth in the desired direction on top of microelectrode arrays[4] while nanochannels enable the tuning of the connectivity between pre- and postsynaptic neurons.[5] This allows studying fundamental neuroscience paradigms and enables the creation of arbitrary network architectures with real neurons, including human iPSC-derived cells towards personalized medicine.

---

*   Prof. Janos Vörös is a biophysicist and professor of bioelectronics at ETH Zurich. With his research group, he has developed a toolbox to form controlled small neuronal networks on a chip. Here, he will explore the advancements achievable in neurophysiology without animal experiments, while also discussing the ongoing journey towards effectively utilizing in vitro nervous system models for the study of complex neurological diseases.

[1]   BAILEY/BALLS, Recent efforts to elucidate the scientific validity of animal-based drug tests by the pharmaceutical industry, pro-testing lobby groups, and animal welfare organisations. Bmc Medical Ethics 2019, 20, 7, Article. DOI: 10.1186/s12910-019-0352-3.

[2]   SILVA/HAGGARTY, Human pluripotent stem cell-derived models and drug screening in CNS precision medicine. Annals of the New York Academy of Sciences 2020, 1471 (1), 18-56, Review. DOI: 10.1111/nyas.14012.

[3]   EWART/ROTH, Opportunities and challenges with microphysiological systems: a pharma end-user perspective. Nature Reviews Drug Discovery 2021, 20 (5), 327-328, Editorial Material. DOI: 10.1038/d41573-020-00030-2.

[4]   Engineered biological neural networks on high density CMOS based microelectrode arrays; Duru, et al.; Frontiers in Neuroscience, 2022; Topologically controlled circuits of human iPSC-derived neurons for electrophysiological recordings; Girardin, et al.; Lab-on-a-chip, 2022

[5]   Nanoscale patterning of in vitro neuronal circuits; Mateus and Weaver, et al; ACS-Nano, 2022.

Special focus will be dedicated to a multi-compartment model consisting of several nodes with CNS neurons connected to nodes containing DRGs. An automated pick-and-place methodology is used to add the desired number and type of cells or spheroids into each compartment. A realistic sensory nerve model is obtained by guiding the axons to human primary keratinocytes using microchannels. Swann cells can also be added to attempt myelination. Spontaneous spiking activity can be followed with single neuron resolution using high density microelectrode arrays, and the nerve can also be stimulated at any location. This provides unprecedented information about the (dis-)function of nerves, with the opportunity to identify various disease mechanisms and to distinguish between patient-groups.

The presented tools, in combination with patient iPSC-derived cells, hold significant promise for personalizing pain diagnostics, classification and also drug discovery. All the presented approaches are "scalable" which means that it is relatively straightforward to adapt the presented experimental methodologies for other systems.

Table of Contents

Presentation

The brain, committed to information processing and regulating the body via billions of neurons, exhibits remarkable intricacy. The complexity of neuronal circuits amplifies by orders of magnitudes, as each neuron can establish thousands of synapses. Understandably, we know only very little about this organ until today. The brain is associated with numerous, often devastating diseases, yet frequently, we lack therapies to cure or adequately treat symptoms. This emphasizes the need for fundamental research to incrementally improve our knowledge. Inspired by the famous physicist and Nobel laureate Richard Feynman, who wrote on his blackboard "what I cannot create, I don't understand", Prof. Vörös initiated around two decades ago the development of technologies to build neuronal networks from scratch. Their approach, called *bottom-up neuroscience*, allows one to perform very well-defined experiments. It benefited enormously from the establishment of humanized and patient-derived cells *in vitro* – nowadays, one can purchase many different cell types, such as neurons, astrocytes and glia cells, frozen from many different providers. After thawing, they simply place these neuronal cells in little compartments on a chip. Their microstructures are designed such, that in some parts, the compartment is so thin that the cell's nucleus does not fit. This prevents cell migration but allows for neurite and axon growth towards other compartments, forming synapses. In addition, the system profits from the fact that a growing axon will follow curvature when it hits a wall, allowing to make oriented connections between neurons. They combined the axon-guiding microstructures with high density complementary metal-oxide-semiconductor (CMOS) microelectrode arrays developed by Prof. Andreas Hierlemann from ETH Zurich. These high density microelectrode arrays can record the details of action potential propagation in a built circular network, allowing for the analysis of signal origin, direction, speed and synaptic delays. Moreover, this enables researchers to stimulate the network with selected electrodes and analyze its response to different electrical stimuli and drugs.

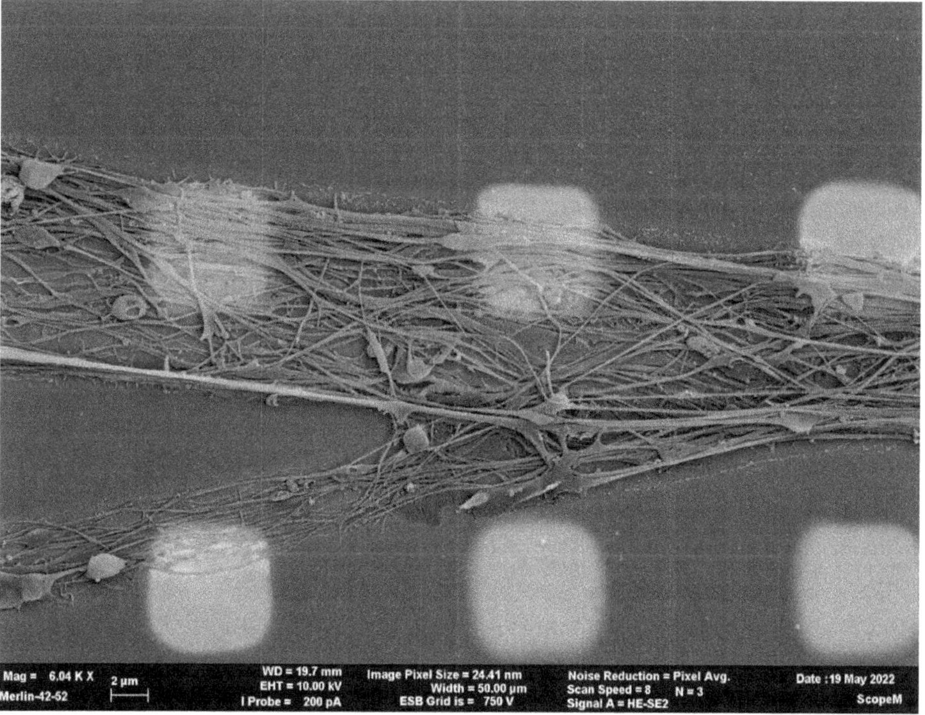

Scanning electron microscopy revealed complex, random connections within the individual compartments. To overcome this, they engineered a system with tiny openings and nano-channels where only dendritic spines but not the thicker axons can pass. Using calcium imaging, they confirmed the propagation of action potentials from axons to these dendrites. It allowed the team to both control the orientation and the weight of connections; as well as building simple networks consisting of two to three neurons. Hundreds of such single neural networks can be placed on a chip. Since each neuronal pair fires at a rate of 4 hertz, the chip can record more than 400 pre- and post-synaptic spikes per second, accumulating millions of spikes per day. This yields substantial data that can be used to study synaptic transfer processes without the use of patch clamps.

In order to speed up and nearly automate the process of building such controlled neuronal networks, the team of Prof. Vörös has engineered a micromanipulator that can approach a single neuron or a spheroid in culture media. These can then be gently picked up with the computer-controlled FluidFM cantilever that has nanometer precision and pico-Newton sensitivity by applying gentle suction. The neuron or spheroid can then be transferred to a desired well or compartment.

With the aim of vision restoration in an animal model, spheroids of retinal ganglions were seeded into small compartments, allowing axons to grow into axon-guiding compartments. Focused ion-beam based analysis of the cross-sections of the axon-guiding compartment revealed a striking resemblance to a nerve, with around 1,300 axons of various sizes. These "artificial optical nerves" were then implanted into mice's LGN region to get some behavior. However, four days after implantation, the axons degenerated, possibly due to problems in survival of the rat retinal axons within the mouse brain.

Next, the Team of Prof. Vörös has set out to establish more complex models, particularly focusing on pain research. The peripheral nervous system, relatively simpler than the central nervous system, comprises for example sensory neurons called dorsal root ganglions (DRGs) that connect the neurons of the spinal cord to the skin and have long axons that are myelinated by Swan cells. To set up, DRGs were put into a central chamber and from there, the individual axon fascicles grew into a nerve forming channel, forming a nerve bundle. After stimulating at the nerve ending, they measured the conduction velocities of the nerve using the CMOS microelectrode array. Upon applying stimuli with different frequency, an activity depended on slowing of the conduction speed was observed, which is similar to corresponding in vivo observations. This in vitro nerve-on-a-chip also has the possibility to investigate drug effects. For example, addition of Capsaicin, a compound found in chili peppers that is often used in pain research to evoke spontaneous activity, resulted in the appearance of a new band reproducing the in vivo behavior.

In summary, this nerve on a chip may create many simple models of a peripheral nerve system. Every nerve generated in this way has a unique electrophysiological signature and every action potential can be recorded, creating a large amount of data. As such, this system can be used both for fundamental neuroscience and drug testing. One of the numerous advantages of the model is that one has enormous control over the local environment, creating very well-defined experiments and generating a lot of data. The studies can be conducted continuously for weeks in an incubator under stable conditions regarding CO_2, temperature, and media, without requiring human intervention. The system can also be combined with optogenetics; and in the not-so-distant future there might be a tool to combine patient cells with drugs, aiding drug discovery or patient-specific treatments. Last, combining the nerves on a chip with machine learning may create a hybrid intelligence in which biological neurons can be used to solve problems. For many neuronal diseases, however, still very little is known about the initiating defect in the neuronal network, making it challenging or not yet possible to propose an appropriate in vitro model.

Q&A

Question 1: I have one question: You get neurons, basically, if I understand correctly, by differentiating human induced pluripotent stem cells. And you have a remarkable system that allows you to characterize and parameterize all these neurons. Have you actually done this with authentic human neurons, perhaps from diseased tissues, to compare how closely the iPSC- derived neurons approximate what we see in normal tissues?

Answers: So that's a very relevant question. I trust the colleagues – the ones who generate these iPSCs and then perform comparisons in terms of gene expression analysis, RNAseq, and lots of other biological parameters-to bring them as close as possible to the human situation. We do have some primary cells in the lab, but only glioblastoma, because that's the only type of human neuron we can get from the hospital. Otherwise, I don't think it's easy to get human neurons.

Question 2: Where do you personally see the borderlines Or the limitations of this?

Answers: All these results are very new. Now I'm starting to talk to colleagues who specialize in disease research, and I always ask them the same question: Could you tell me which network is faulty in your disease? If it is known, I can attempt to build this network. In the peripheral nervous system, particularly with sensory neurons, it was relatively straightforward. In the central nervous system, I think, very little is known about its diseases, so we need a better knowledge about which circuit is compromised. The challenge is this knowledge gap which holds us back from creating useful CNS models.

Question 3: CNS models may also be difficult, because, you know, one neuron connects with a thousand other neurons, which is, of course, difficult to model.

Answers: In most CNS diseases it is believed that a simple, specific circuit is compromised. We can at least mimic those circuits; however, we could also address myelination problems.

Question 4: You mentioned your postdoc who wanted to restore vision. How close are you to working with more complex networks, like those in the retina? Another question is, can you integrate glial cells into your system and see how these cells interact with the neurons and whether they influence them? If so, how?

Answers: Glia cells, oligodendrocytes, and Swann cells can be routinely added to the network, allowing us to control their position and composition, wow many we add at various network locations, and we can even add compromised cells from patients so we could in principle use and make more complex models in terms of the cell types. We benefit a lot from the organoid community which produces lots of different cell types which we can embed into our networks.

How useful will this become? It really depends on refining the research hypotheses. Certain hypotheses we can test; others, I don't think so.

Tierversuche in der Arzneimittelentwicklung – regulatorische Perspektive

Eva Rached

Die Swissmedic stellt sicher, dass nur qualitativ hochstehende, sichere und wirksame Heilmittel in Verkehr gebracht werden. Präklinische Sicherheitsstudien sind dabei von entscheidender Bedeutung für die Überprüfung neuer Wirkstoffe. Dazu gehören auch Tierversuche, insbesondere weil bestimmte Untersuchungen aus ethischen Gründen nur an Tieren durchgeführt werden können. Tierversuche dienen demnach dazu, Risiken zu erkennen und diese zu minimieren oder zu vermeiden. Die sogenannte „Sulfonamid-Katastrophe" von 1937 in den USA und der weltweite „Contergan-Skandal" Ende der 1950er Jahre sind Beispiele aus der Vergangenheit für unzureichende Zulassungsvorschriften. In der Schweiz legt die Arzneimittel-Zulassungsverordnung die Bedingungen fest, unter welchen pharmakologische und toxikologische Prüfungen an Tieren oder, wo sinnvoll, an qualifizierten oder validierten Alternativmethoden durchzuführen sind. Welche Untersuchungen dafür herangezogen werden, ist in internationalen Richtlinien festgelegt. Dabei spielen die Art des Wirkstoffs und seine chemischen Eigenschaften eine entscheidende Rolle. Weitere Aspekte sind die geplante Behandlungsdauer und das klinische Anwendungsgebiet. Nicht-klinische Sicherheitsstudien müssen zudem gemäss der international anerkannten und auch im Schweizer Recht verankerten Grundsätzen der Guten Laborpraxis durchgeführt werden. Dies trägt auch dazu bei, dass im Sinne des 3R-Prinzips (Reduce, Refine, Replace) die Zahl der Tiere und Versuche reduziert werden. Zudem wird der Einsatz von Alternativmethoden zum Beispiel bei der Erstellung oder Revision von internationalen Richtlinien gefördert. Trotz dieser erfreulichen Entwicklung bleiben grosse Herausforderungen bestehen, insbesondere bezüglich der Qualifizierung und Validierung von so genannten „new approach methodologies" für regulatorische Zwecke.

Inhalt

I. Einleitung

Dr. Rached, Biologin und Toxikologin sowie Inspektorin für Gute Laborpraxis, gibt Einblicke in Tierversuche und Arzneimittelentwicklung aus Sicht der Heilmittelbehörde Swissmedic. Basis für die Tätigkeit der Swissmedic ist das Heilmittelrecht, mit dem Ziel, zum Schutz der Gesundheit von Mensch und Tier sicherzustellen, dass nur qualitativ hochstehende, sichere und wirksame Heilmittel in Verkehr gebracht werden.[1] Swissmedic ist unter anderem zuständig für die Bewilligung klinischer Versuche, die Erteilung von Betriebsbewilligungen, die Durchführung von Inspektionen, die Zulassung von Arzneimitteln und die Marktüberwachung von Arzneimitteln und Medizinprodukten.[2]

II. Rechtliche Rahmenbedingungen

Neue Wirkstoffe müssen vor ihrer Zulassung gründlich geprüft werden. Dabei stehen Qualität, Wirksamkeit und Sicherheit gleichermassen im Vordergrund. Aus regulatorischer Sicht sind präklinische Sicherheitsstudien, zu denen auch Tierversuche gehören, von entscheidender Bedeutung, um mögliche Risiken für den Menschen zu identifizieren und die Sicherheit der Teilnehmer an klinischen Studien und letztlich der Patienten, die den neuen Wirkstoff erhalten sollen, zu gewährleisten. Ausserdem ist zu berücksichtigen, dass bestimmte Untersuchungen aus ethischen Gründen – wenn überhaupt – nur im Tierversuch durchgeführt werden können. Dazu gehören Untersuchungen zur Veränderung des Erbgutes (Gentoxizität), zur möglichen Krebsentstehung (Kanzerogenität) sowie zu möglichen Auswirkungen auf die Fruchtbarkeit und die Entwicklung der Nachkommen, die sogenannte Reproduktionstoxizität. Folglich dienen Tierversuche dazu, Risiken zu erkennen und geeignete Massnahmen zu ergreifen, um Risiken für den Menschen zu minimieren oder bestenfalls zu vermeiden.

Zwei bedeutsame Beispiele aus der Vergangenheit verdeutlichen die Konsequenzen unzureichender Vorschriften. Zum einen die sog. „Sulfanilamid-Katastrophe" von 1937 in den USA, bei der eine neue, süss schmeckende Formulierung des Antibiotikums Sulfanilamid mehr als 100 Menschen, darunter viele Kinder, das Leben kostete, weil sie nicht ausreichend getestet worden war. Ursache für die Vergiftung war eine grosse Menge des Lösungsmittels Diethylen-

---

[1]   Art. 1 des Bundesgesetzes über Arzneimittel und Medizinprodukte vom 15. Dezember 2000 (Heilmittelgesetz, HMG; 812.21); Siehe Swissmedic Homepage, <https://www.swissmedic.ch/swissmedic/de/home/ueber-uns/swissmedic-schweizerisches-heilmittelinstitut.html>.

[2]   Siehe Swissmedic Homepage, <https://www.swissmedic.ch/swissmedic/de/home/ueber-uns/swissmedic-schweizerisches-heilmittelinstitut.html>.

glykol in der neuen Formulierung.[3] Ein weiteres Beispiel ist der sog. „Contergan-Skandal" um den Wirkstoff Thalidomid, der sich Ende der 1950er Jahre ereignete. Der vermeintlich sichere Wirkstoff wurde ungetestet an Schwangere abgegeben, was weltweit zu Tausenden von Fehlgeburten und schweren Missbildungen bei Neugeborenen führte.[4]

Diese Vorfälle verdeutlichen die Bedeutung von Tierversuchen, die in erster Linie der Risikoerkennung dienen. Dies entspricht den Grundsätzen der Deklaration von Helsinki, wonach medizinische Forschung am Menschen nur nach sorgfältiger Risikoabwägung, gegebenenfalls unter Einschluss von Tierversuchen, durchgeführt werden soll.[5]

III. Phasen der Arzneimittelentwicklung

Die Entwicklung eines Arzneimittels umfasst verschiedene nicht-klinische Studien, einschliesslich Tierversuche, In-vitro-Methoden und heutzutage auch computergestützte Ansätze. In der frühen Phase der Medikamentenentwicklung werden grundlegende Krankheitsmechanismen und neue mögliche Therapieansätze erforscht, um neue potenzielle Kandidaten für die weitere Entwicklung zu identifizieren. Anschliessend werden Untersuchungen zur Wirksamkeit, Sicherheit und Verträglichkeit durchgeführt. Bereits in diesen frühen Phasen scheiden viele potenzielle Kandidaten wegen mangelnder Wirksamkeit oder Sicherheitsbedenken aus und nur ein kleiner Teil wird in klinischen Studien untersucht. Diese beginnen mit einer Phase-1-Studie, die nur eine kleine Anzahl von Personen umfasst, gefolgt von den Phasen 2 und 3 mit einer grösseren Anzahl von Teilnehmern. Am Ende wird nur für sehr wenige Arzneimittel ein Zulassungsantrag gestellt.[6]

---

[3] BALLENTINE CAROL, Sulfanilamide Disaster. FDA Consumer magazine, June 1981 Issue (abrufbar unter: <https://www.fda.gov/about-fda/histories-product-regulation/sulfanilamide-disaster>).

[4] THOMANN H-D, Die trügerische Sicherheit der „harten" Daten. Dtsch Arztebl 2007; 104(41): A 2778–82; THOMÄ NH: Thalidomid – Teufelszeug und Wundermittel?! Swiss Medical Forum 2022;22(23–24):382–385.

[5] Weltärztebund (World Medical Association, WMA) Deklaration von Helsinki – Ethische Grundsätze für die medizinische Forschung am Menschen (Juni 1964, letzte Änderung 2013) <https://www.wma.net/policies-post/wma-declaration-of-helsinki-ethical-principles-for-medical-research-involving-human-subjects/>. Deutscher Text abrufbar unter <https://www.fmh.ch/files/pdf24/wma-helsinki-deklaration.pdf>.

[6] SINGH NATESH ET AL., Drug discovery and development: introduction to the general public and patient groups. Front. Drug Discov. 3:1201419, 2023 (doi: 10.3389/fddsv.2023.1201419); Interpharma.ch - Der lange Weg eines Medikaments. Abrufbar unter <https://www.interpharma.ch/themen/fuhrend-in-forschung-entwicklung/der-weg-eines-medikaments/>.; vfa. Die forschenden Pharma-Unternehmen: So entsteht ein neues Medikament,

In der Schweiz sind die konkreten Anforderungen an nichtklinische Studien in der Arzneimittel-Zulassungsverordnung (AMZV) festgelegt. Gemäss Artikel 4 dieser Verordnung müssen die pharmakologischen und toxikologischen Prüfungen belegen, dass die Untersuchungen entweder an Tieren oder wo sinnvoll an qualifizierten oder validierten Alternativmodellen gemäss den Vorschriften und Empfehlungen durchgeführt wurden und dem aktuellen Stand der Wissenschaft entsprechen. Ein solches Dossier muss Unterlagen zur Pharmakodynamik (Wirkmechanismus, Wirkprofil), Pharmakokinetik (Aufnahme, Verteilung, Stoffwechsel und Ausscheidung des Stoffes), Toxikologie (unerwünschte Wirkungen) und Ökotoxizität (Auswirkungen auf die Umwelt) enthalten.[7] Es ist erwähnenswert, dass in der Schweiz keine gesetzliche Verpflichtung besteht, Tierversuche für die Zulassung eines Humanarzneimittels durchzuführen. In den USA wurde mit dem FDA Modernization Act 2.0 erst 2022 eine vergleichbare Möglichkeit geschaffen.[8]

Welche Untersuchungen für die oben genannten Aspekte in Betracht gezogen werden sollten, ist in internationalen Richtlinien geklärt. Dabei sind insbesondere die Richtlinien des „International Council for Harmonisation of Technical Requirements for Pharmaceuticals for Human Use" (ICH) zu nennen. ICH ist eine Initiative zur weltweiten Harmonisierung der Anforderungen für die Entwicklung von Humanarzneimitteln, an der Regulatoren wie auch Industrievertreter mitwirken, mit dem Ziel, weltweit einheitliche Prüfanforderungen zu etablieren.[9] Damit sollen auch unnötige Studien, insbesondere Tierversuche, vermieden werden.[10] Swissmedic ist Mitglied von ICH und beteiligt sich in verschiedenen Arbeitsgruppen an der (Weiter-)Entwicklung der entsprechenden Richtlinien. Es ist anzumerken, dass solche Richtlinien keine gesetzlichen Vorschriften darstellen. Obwohl sie als Leitfaden konzipiert sind, können die entwickelnden Pharmaunternehmen von ihnen abzuweichen, sofern dies angemessen begründet werden kann. Zudem handelt sich um Richtlinien für Si-

---

    Artikel vom 9. August 2023. Abrufbar unter <https://www.vfa.de/de/arzneimittel-forschung/so-funktioniert-pharmaforschung/so-entsteht-ein-medikament.html>.

7   Art. 4 der Verordnung des Schweizerischen Heilmittelinstituts vom 9. November 2001 über die Anforderungen an die Zulassung von Arzneimitteln (Arzneimittel-Zulassungsverordnung, AMZV; SR 812.212.22).

8   CONGRESS.GOV. S.5002 – FDA Modernization Act 2.0 <https://www.congress.gov/bill/117th-congress/senate-bill/5002/text>. Der FDA Modernization Act 2.0 ist Teil des Consolidated Appropriations Act 2023, der am 29. Dezember 2022 in das öffentliche Gesetz 117-328 umgesetzt wurde <https://www.congress.gov/bill/117th-congress/house-bill/2617/text>.

9   Siehe ICH-Website (<https://www.ich.org>) für weitere Informationen.

10   ICH-Richtlinie M3(R2) Guidance on Nonclinical Safety Studies for the Conduct of Human Clinical Trials and Marketing Authorization for Pharmaceuticals, 2009. Abrufbar unter <https://database.ich.org/sites/default/files/M3_R2__Guideline.pdf>.

cherheitsprüfungen, d.h., um mögliche Risiken für den Menschen zu identifizieren. Für nicht-klinische Wirksamkeitsstudien gibt es seitens ICH in diesem Kontext keine spezifischen Anforderungen, also auch keine entsprechenden Vorgaben für Tierversuche.

IV. Wirkstoffzulassung und 3R-Prinzip

Für die Zulassung eines neuen Wirkstoffs müssen bestimmte Anforderungen an nicht-klinische Prüfungen erfüllt werden, die jedoch von verschiedenen Faktoren abhängen. Diese sind in den ICH-Richtlinien beschrieben. Zum Beispiel spielen die Art des Wirkstoffs und seine chemischen Eigenschaften eine entscheidende Rolle. Hierbei ist insbesondere zu unterscheiden, ob es sich um ein sog. „small molecule" (kleine chemische Verbindungen) handelt oder um ein grosses, hochspezifisches Molekül, wie beispielsweise einen monoklonalen Antikörper. Des Weiteren können pharmakokinetische Parameter das Entwicklungsprogramm beeinflussen, beispielsweise in Bezug auf die Verteilung: verteilt sich der Wirkstoff im gesamten Körper und reichert sich möglicherweise in verschiedenen Geweben an, oder wird er z.B. nur auf die Haut aufgetragen und gelangt möglicherweise gar nicht in den Blutkreislauf. Andere Aspekte für die Entwicklung eines neuen Wirkstoffs betreffen die geplante Behandlungsdauer und das klinische Anwendungsgebiet. Eine kurzzeitige Behandlung erfordert in der Regel weniger Studien (einschliesslich Tierversuche) im Vergleich zu einer lebenslangen Behandlung. Auch das klinische Anwendungsgebiet und die Zielgruppe der Patienten spielen eine entscheidende Rolle. Für Wirkstoffe, die zur Behandlung schwerwiegender Erkrankungen wie Krebs im fortgeschrittenen Stadium entwickelt werden, sind weniger Studien erforderlich, da höhere Risiken akzeptiert werden. Für Wirkstoffe, die für Anwendungsgebiete wie z.B. Diabetes oder chronische Schmerzen vorgesehen sind, müssen jedoch umfangreichere Studien durchgeführt werden.

Für nicht-klinische Sicherheitsstudien gilt ausserdem, dass sie gemäss den Grundsätzen der Guten Laborpraxis (GLP) durchgeführt werden müssen.[11] GLP ist ein Qualitätssystem, das letztlich darauf abzielt, qualitativ hochwertige und verlässliche Daten zu gewährleisten. Es basiert auf international anerkannten Prinzipien, die von der „Organisation for Economic Co-operation and Development" (OECD) veröffentlicht wurden und auch im schweizerischen Recht

---

[11]   Art. 67 Abs. 2 der Verordnung des Bundesrates vom 21. September 2018 über die Arzneimittel (Arzneimittelverordnung, VAM; SR812.212.21).

verankert sind.[12,13] Die Durchführung von Studien nach GLP soll dazu beitragen, doppelte Tests zu vermeiden. 15 Dies steht im Sinn von „Reduce" gemäss den 3R-Prinzipien (Reduce, Refine, Replace) und verringert die Zahl der Tiere und Versuche.

Auch im Rahmen der Erstellung und Revision von ICH-Richtlinien wird Wert auf die 3R-Prinzipien gelegt. Zum Beispiel wurden bei der Überarbeitung der Richtlinie zur Reproduktionstoxizität in 2020 neue Ansätze im Sinne von „Reduce" und „Replace" eingearbeitet: Es wird auf verschiedene Möglichkeiten hingewiesen, die Anzahl der verwendeten Tiere bereits bei der Planung der Teststrategie zu minimieren. Darüber hinaus wird der Einsatz von Alternativmethoden als Ersatz für Tierversuche unter definierten Bedingungen ermöglicht.[14] Auch wenn von dieser Möglichkeit zumindest im Rahmen von Zulassungsgesuchen bis jetzt noch nicht viel Gebrauch gemacht wurde, stellt sie doch einen wichtigen Schritt zur Verringerung von Tierversuchen dar.

Auf diesem Gebiet hat sich in letzter Zeit eine erstaunliche Entwicklung vollzogen, insbesondere im Hinblick auf neue Methoden und Ansätze, die als „new approach methodologies" (NAM) bekannt sind. Erfreulicherweise werden diese zunehmend auch in der Grundlagenforschung eingesetzt. Trotz dieser Fortschritte bleiben jedoch grosse Herausforderungen bestehen, insbesondere im Bereich der Qualifizierung und Validierung von NAM für regulatorische Zwecke. Es ist von entscheidender Bedeutung, dass diese Studien zuverlässig sind, klare Testmethoden vorliegen und reproduzierbare Ergebnisse liefern. Sie müssen so gestaltet sein, dass sie von den zuständigen Behörden weltweit akzeptiert werden können. Es scheint für viele Unternehmen der pharmazeutischen Industrie daher oft einfacher und praktikabler zu sein, den etablierten Standards zu folgen und allgemein anerkannte Tierversuche durchzuführen. Um die Anerkennung und Anwendung von Alternativmethoden voranzutreiben, ist deshalb eine verstärkte Zusammenarbeit auf internationaler Ebene notwendig. Swissmedic beteiligt sich aktiv an nationalen und internationalen Projekten, um die Weiterentwicklung von Alternativmethoden zu fördern.

---

[12]   OECD Principles on Good Laboratory Practice. Abrufbar auf der OECD-Website zu GLP <https://www.oecd.org/en/topics/sub-issues/testing-of-chemicals/good-laboratory-practice-and-compliance-monitoring.html>.

[13]   Verordnung des Bundesrates vom 18. Mai 2005 über die Gute Laborpraxis (GLPV; SR 813.112.1).

[14]   ICH-Richtlinie S5(R3) Detection of Reproductive and Developmental Toxicity for Human Pharmaceuticals, 2020. Abrufbar unter <https://database.ich.org/sites/default/files/S5-R3_Step4_Guideline_2020_0218_1.pdf>.

Der Stellenwert der Grundlagenforschung in der Güterabwägung

Goran Seferovic

Tierversuche sind in der biomedizinischen Forschung weiterhin von grosser praktischer Bedeutung. Dies gilt sowohl für die klinische als auch für die Grundlagenforschung. Letztere verfolgt das Ziel, Erkenntnisse unabhängig von einer möglichen klinischen Anwendung zu gewinnen, und ist durch die Wissenschaftsfreiheit verfassungsrechtlich geschützt. Die Durchführung von Tierversuchen erfordert jedoch eine Güterabwägung zwischen wissenschaftlichem Nutzen und Tierschutz. Dabei wird die Grundlagenforschung systematisch geringer gewichtet als die anwendungsorientierte Forschung, da diese konkretere klinische Nutzenperspektiven bietet. Zwar erkennt die Tierschutzverordnung auch die Grundlagenforschung als zulässiges Ziel an, doch setzt die Gerichtspraxis hohe Hürden für deren Rechtfertigung. So verweigerte das Zürcher Verwaltungsgericht im Jahr 2022 Tierversuche mit Zebrafinken, da kein mittelfristiger klinischer Nutzen erkennbar war. Eine solche Gewichtung könnte Tierversuche in der Grundlagenforschung faktisch unmöglich machen und deren Eigenständigkeit gefährden. Es bleibt zu hoffen, dass das Bundesgericht künftig die Bedeutung der Grundlagenforschung in der Güterabwägung stärker berücksichtigt und dabei die verfassungsrechtlich geforderte Gleichrangigkeit von Wissenschaftsfreiheit und Tierschutz beachtet.

Inhalt

I.   Einleitung

Tierversuche haben in der biomedizinischen Forschung nach wie vor eine grosse
Bedeutung. Dies gilt auch für die Grundlagenforschung, die einzig den Erkenntnisgewinn verfolgt, unabhängig von einer unmittelbar möglichen klinischen Anwendung der Erkenntnisse.[1] Bedeutende klinische Durchbrüche basieren oft auf
einer langen Reihe von Erkenntnissen der Grundlagenforschung, bei der die Forschenden meist nicht ahnen konnten, dass ihre Ergebnisse später die Basis für
klinische Anwendungen bilden würden.[2] Tierversuche sind aufgrund der Belastungen für die Versuchstiere rechtfertigungsbedürftig. Das Recht verlangt eine
Abwägung zwischen dem erwarteten Erkenntnisgewinn und den Belastungen
der Versuchstiere. Das schutzwürdige Interesse am Erkenntnisgewinn wird
durch die gesetzlichen Grundlagen jedoch weder näher definiert noch gewichtet, wodurch den rechtsanwendenden Behörden ein erheblicher Ermessens-
spielraum zukommt. Die Gerichte haben diese Lücke bis zu einem gewissen Grad
gefüllt und messen der Grundlagenforschung dabei weniger Gewicht bei als der
anwendungsorientierten Forschung, da letztere klinisch verwertbare Ergebnisse
verspricht. Diese Entscheidungen basieren auf einem problematischen Verständnis von Wissenschaft, das ausblendet, dass anwendungsorientierte Forschung regelmässig auf Erkenntnissen der Grundlagenforschung aufbaut.

II.   Rechtliche Stellung der Grundlagenforschung im Allgemeinen

Die Freiheit der wissenschaftlichen Lehre und Forschung ist als Grundrecht
in der Bundesverfassung verankert.[3] Das Bedürfnis nach Erkenntnis stellt eine
grundlegende Ausprägung des menschlichen Wesens und der Persönlichkeits-
entfaltung dar.[4] Die Wissenschaftsfreiheit ist zudem auch im internationalen
Recht geschützt, unter anderem durch Art. 15 des UNO-Pakt I[5] und die Eu-

---

[1]   Vgl. zu den Definitionen sogleich unten Ziff. II.

[2]   Vgl. KIRK J. MAURER/FRED W. QUIMBY, Animal Models in Biomedical Research (Chapter 34),
      in: James G. Fox et al. (Hrsg.), Laboratory Animal Medicine, 3. Aufl., Cambridge (MA) 2015,
      S. 1497-1534, 1502 ff. m.w.H.

[3]   Art. 20 Bundesverfassung der Schweizerischen Eidgenossenschaft vom 18. April 1999, SR 101
      (BV).

[4]   REGINA KIENER/WALTER KÄLIN/JUDITH WYTTENBACH, Grundrechte, 4. Aufl., Bern 2024, N 1135;
      ANDREAS KLEY, Die Wissenschaftsfreiheit (Art. 20 BV), in: Pierre Mauron (Hrsg.), Schweize-
      rische juristische Kartothek:fortlaufend ergänzte Kartothek der eidgenössischen und kan-
      tonalen Rechts-, Wirtschafts-, Sozial- und Steuerpraxis nach dem neuesten Stand der Ge-
      setzgebung und der Rechtsprechung, Genf 2003, S. 1-11, 7 f.

[5]   Internationaler Pakt über wirtschaftliche, soziale und kulturelle Rechte, in Kraft getreten
      für die Schweiz am 18. September 1992, SR 0.103.1 (UNO-Pakt I).

ropäische Menschenrechtskonvention (EMRK)[6]. In der EMRK ist die Wissenschaftsfreiheit zwar nicht als eigenständiges Grundrecht kodifiziert, jedoch schützt der Europäische Gerichtshof für Menschenrechte die Wissenschaftsfreiheit als Teil der Meinungs- und Kommunikationsfreiheit.[7]

Das schweizerische Bundesgericht definiert Forschung als „Methode zur Vertiefung und Mehrung der Erkenntnisse".[8] Da diese Methoden je nach Gebiet sehr unterschiedlich sind, lässt sich der Schutzbereich der Wissenschaftsfreiheit kaum abstrakt definieren.[9] Massgeblich sind daher die Methoden und Standards der jeweiligen *scientific community*, wobei zu berücksichtigen ist, dass Wissenschaft Offenheit gegenüber abweichenden Methoden und Meinungen erfordert.[10] Das Bundesgericht schützt unter der Wissenschaftsfreiheit die freie Wahl der Fragestellung, Methode und Durchführung der Forschung.[11] Die Verfassung schützt selbstverständlich sowohl naturwissenschaftliche Forschung als auch die der Geistes- oder Sozialwissenschaften.[12] Diese bereichsspezifische Behandlung der Wissenschaftsfreiheit zeigt sich auch in der Rechtsprechung, indem das Bundesgericht den Gehalt der Wissenschaftsfreiheit anhand typischer Abwägungskonstellationen entwickelt hat. So hatte das Bundesgericht etwa zu klären, wie weit die Wissenschaftsfreiheit einen Anspruch auf Zugang zu Archivmaterialien zugunsten der Forschung gewährt, wie die Forschungsförderung mit öffentlichen Mitteln zu beurteilen ist oder in welchem Umfang Forschung mit gentechnisch veränderten Organismen zulässig sein soll.[13]

Die Verfassung unterscheidet nicht zwischen Grundlagenforschung und anwendungsorientierter Forschung. Auf Gesetzesebene definiert das Bundesrecht jedoch an verschiedenen Stellen die Grundlagenforschung im Gegensatz zur anwendungsorientierten Forschung. So versteht das Bundesgesetz über die Förderung der Forschung und der Innovation[14] Grundlagenforschung als

---

[6]   Konvention zum Schutze der Menschenrechte und Grundfreiheiten, in Kraft getreten für die Schweiz am 28. November 1974, SR 0.101.

[7]   Art. 10 EMRK; vgl. dazu MAYA HERTIG, Kommentar zu Art. 20 BV, in: Bernhard Waldmann/ Eva Maria Belser/Astrid Epiney (Hrsg.), BV: Basler Kommentar, Basel 2015, N 2 m.w.H.

[8]   BGE 119 Ia 460 E. 12b; 115 Ia 234 E. 10a.

[9]   HERTIG (Anm. 7), N 5; KLEY (Anm. 4), S. 8; ANDREAS KLEY/MARTIN SIEGRIST, Güterabwägung bei Tierversuchen – Intentionen des Gesetzgebers und erste Anwendungen, in: Hans Sigg/ Gerd Folkers, Güterabwägung bei der Bewilligung von Tierversuchen: Die Güterabwägung interdisziplinär kritisch beleuchtet, Zürich 2011, S. 35-47, 37.

[10]   HERTIG (Anm. 7), N 6; RAINER J. SCHWEIZER, Kommentar zu Art. 20 BV, in: Bernhard Ehrenzeller/Patricia Egli/Peter Hettich/Peter Hongler/Benjamin Schindler/Stefan G. Schmid, Bundesverfassung: St. Galler Kommentar, 4. Aufl., Zürich 2023, N 1.

[11]   BGE 127 I 145 E. 4b.

[12]   BGE 127 I 145 E. 4cc; KLEY (Anm. 4), S. 8.

[13]   BGE 127 I 145; vgl. für eine Übersicht auch HERTIG (Anm. 7), N 23.

[14]   Bundesgesetz über die Förderung der Forschung und der Innovation vom 14. Dezember 2012, SR 420.1 (FIFG).

Forschung, deren primäres Ziel der Erkenntnisgewinn an sich ist.[15] Die anwendungsorientierte Forschung zielt hingegen darauf ab, Beiträge zu praxisbezogenen Problemlösungen zu generieren.[16] Auch das Humanforschungsgesetz versteht unter Grundlagenforschung die „Forschung zu Aufbau und Funktion des menschlichen Körpers".[17] Der Gesetzgeber orientiert sich dabei an der vom Schweizerischen Nationalfonds anerkannten Definition, wonach Grundlagenforschung einzig der Vermehrung des Wissens dient, unabhängig von einer möglichen Anwendbarkeit dieses Wissens. Dass die Abgrenzung in vielen Gebieten fliessend ist,[18] zeigt sich in den anerkannten Begriffen der anwendungsorientierten Grundlagenforschung bzw. der translationalen Forschung (*use-inspired basic research*).[19]

III. Grundlagenforschung und Tierschutz

III.1. Herabstufung der Grundlagenforschung durch das Bundesgericht im Jahre 2009

Mit der Abgrenzung von Grundlagenforschung und anwendungsorientierter Forschung musste sich das Bundesgericht zum ersten Mal im Zusammenhang mit Versuchen an Primaten beschäftigen. Anlass boten zwei geplante Tierversuche mit Rhesusaffen an der Universität Zürich, die das Bundesgericht 2009 untersagte.[20] Die Gesuche für eine Bewilligung der Versuche wurden von der Tierversuchskommission des Kantons Zürich zur Ablehnung empfohlen. Das zuständige Veterinäramt bewilligte sie dennoch, woraufhin die Kommission und sechs ihrer Mitglieder die Bewilligung bei der Gesundheitsdirektion anfochten, welche die Bewilligung aufhob. Die Forschenden reichten daraufhin Beschwerde beim Zürcher Verwaltungsgericht und anschliessend beim Bundesgericht ein.[21] Beide Gerichte bestätigten den Entscheid der Gesundheitsdi-

---

[15]   Art. 2 lit. a Ziff. 1 FIFG.

[16]   Art. 2 lit. a Ziff. 2 FIFG.

[17]   Art. 3 lit. c Bundesgesetz über die Forschung am Menschen vom 30. September 2011, SR 810.30 (HFG).

[18]   Dazu BEAT KUNIHIKO KÖNIG, Grundlagen der staatlichen Forschungsförderung, Diss. Zürich 2007, S. 33 f.; BGE 135 II 384 E. 4.3.1; vgl. zum Begriff der Grundlagenforschung des SNF PETER KOLARZ/ERIK ARNOLD/KRISTINE FARLA, Use-inspired basic research at SNSF, Final Report Technopolis Group, May 2017, S. 5 f.

[19]   BENEDIKT VAN SPYK/BEAT RUDIN/FRANZISKA SPRECHER/TOMAS POLEDNA, Kommentar zu Art. 3 HFG, in: Bernhard Rütsche (Hrsg.), Humanforschungsgesetz (HFG): Bundesgesetz vom 30. September 2011 über die Forschung am Menschen, Stämpfli Handkommentar, Bern 2015, N 24 m.w.H.; vgl. zum Begriff des SNF KOLARZ ET AL. (Anm. 18), S. 13 ff.

[20]   BGE 135 II 384; 135 II 405.

[21]   Vgl. BGE 135 II 384 Sachverhalt. Für eine kurze Darstellung auch FRANZISKA SPRECHER, Tierversuche: Wie viel Nutzen muss Forschung erbringen? – Sicherheitsrechtliche Implikatio-

rektion und deren Argumentation, dass der Grundlagenforschung bei der Güterabwägung ein geringerer Stellenwert zukommen solle.[22]

Zu dieser Zeit existierten im Tierversuchsrecht noch keine ausdrücklichen Rechtsgrundlagen zur Differenzierung zwischen Grundlagenforschung und angewandter Forschung bei der Güterabwägung. Das Bundesgericht betonte daher in seinem Urteil zu Recht, dass weder der Gesetzgeber noch der Verordnungsgeber die Abwägung zwischen der Forschungsfreiheit und den Verfassungsinteressen des Tierschutzes (Art. 80 Abs. 2 lit. b BV) vorgenommen hatten.[23] Keinem der beiden Verfassungsinteressen komme grundsätzlich Vorrang zu.[24] Dennoch wurde der Tierschutz schon damals durch das verfassungsrechtliche Konzept der Würde der Kreatur (Art. 120 Abs. 2 BV) besonders hervorgehoben, da diese Würde die Instrumentalisierung eines Tiers in Frage stellt. Entsprechend wird vertreten, dass die Würde des Tieres den Tierschutzinteressen im Verhältnis zur Forschungsfreiheit grösseres Gewicht verleihe.[25] Lehre und Praxis erachten es jedoch nach wie vor als vereinbar mit der Würde der Kreatur, dass Belastungen in Tierversuchen durch überwiegende Interessen gerechtfertigt werden können.[26]

Der Gesetzgeber hatte zwar gewisse Grundsätze im Tierschutzgesetz geregelt,[27] verwies für die konkreten Kriterien der Güterabwägung aber mehrfach auf den Verordnungsgeber.[28] Das Bundesgericht füllte diese Lücke mit eigenen Erwägungen und stufte die Bedeutung von Erkenntnisinteressen wie folgt ab: Am meisten Gewicht haben Projekte, die einen unmittelbaren klinischen Nutzen versprechen. Weniger Gewicht haben Projekte, die nur „rudimentäre" Erkenntnisse für die menschliche Gesundheit erwarten lassen, also Forschung, die zwar klinischen Nutzen verspricht, dieser sich jedoch nur in generellerer oder zeitlich fernerer Zukunft ergeben kann. Am wenigsten Gewicht ha-

---

nen der bundesgerichtlichen Bestätigung des Verbots von zwei Tierversuchen mit Rhesusaffen, in: Sicherheit & Recht 2010, S. 110-122, 111 f.

22 BGE 135 II 384 E. 4.1.1 und 4.4.2.

23 BGE 135 II 405 E. 4.3.1.

24 BGE 135 II 384 E. 4.3 ff.; 135 II 405 E. 4.3 ff.

25 CHRISTOPH ERRASS, Kommentar zu Art. 80 BV, in: Bernhard Ehrenzeller/Patricia Egli/Peter Hettich/Peter Hongler/Benjamin Schindler/Stefan G. Schmid, Bundesverfassung: St. Galler Kommentar, 4. Aufl., Zürich 2023, N 36; VANESSA GERRITSEN, Güterabwägung im Tierversuchsbewilligungsverfahren, Diss. Luzern, Zürich 2022, S. 346 f.

26 ALINE ODERMATT, Die Güterabwägung für belastende Tierversuche nach Art. 19 Abs. 4 TSchG, in: Ylber Hasani/Stefanie Hug/Jascha Zalka (Hrsg.), Recht und Umwelt: Junge Rechtswissenschaft Luzern, Zürich 2021, S. 59-77, 63 f. Vgl. zu Kritik etwa ERRASS (Anm. 25), N 14 ff; LILIAN SCHÄRMELI/ALAIN GRIFFEL, Kommentar zu Art. 80 BV, in: Bernhard Waldmann/ Eva Maria Belser/Astrid Epiney (Hrsg.), BV: Basler Kommentar, Basel 2015, N 41 ff.

27 Vgl. Art. 17 ff. Tierschutzgesetz vom 16. Dezember 2005, SR 455 (TschG).

28 Art. 19 Abs. 2, Art. 20 Abs. 3 TschG. Vgl. dazu auch KLEY/SIEGRIST (Anm. 9), S. 38.

ben schliesslich Projekte, die „nur" Erkenntnisse über grundlegende Lebensvorgänge versprechen, ohne Aussicht auf zumindest mittelfristigen klinischen Nutzen. Das Wort „nur" setzte das Bundesgericht immerhin in Anführungszeichen, da es wohl selbst zurückschreckte, die Grundlagenforschung derart abzuwerten.[29] Blosser Erkenntnisgewinn der Grundlagenforschung hat damit in der Güterabwägung das niedrigste Gewicht.

Seither hat der Bundesrat die Güterabwägung in der Tierschutzverordnung näher geregelt. Die zulässigen Versuchsziele, welche Tierversuche rechtfertigen können, sind in Art. 137 Abs. 1 lit. a-c Tierschutzverordnung[30] aufgezählt. Tierversuche sind demnach zulässig, wenn sie Erkenntnisse erwarten lassen, die der Erhaltung oder dem Schutz des Lebens und der Gesundheit von Mensch und Tier oder dem Schutz der natürlichen Umwelt dienen. Neben diesen anwendungsorientierten Zielen werden in dieser Verordnungsbestimmung auch Versuchsziele genannt, die „neue Kenntnisse über grundlegende Lebensvorgänge erwarten" lassen. Unter diesen Versuchszielen wird gewöhnlich die biomedizinische Grundlagenforschung subsumiert.

III.2. Bestätigung der Abwertung der Grundlagenforschung durch das Verwaltungsgericht des Kantons Zürich im Jahre 2022

Das Bundesgericht hatte sich seit diesen beiden Urteilen nicht mehr mit der Grundlagenforschung bei der Güterabwägung im Tierversuchsrecht zu befassen. Das Zürcher Verwaltungsgericht führte jedoch die Praxis des Bundesgerichts an, als es im Jahr 2022 ein Gesuch für Versuche mit Zebrafinken beurteilte, die ebenfalls der Grundlagenforschung zuzuordnen waren.[31] Das kantonale Veterinäramt bewilligte den Versuch auf Antrag der Tierversuchskommission. Eine Minderheit innerhalb der Kommission machte von der Möglichkeit Gebrauch, den Entscheid der Mehrheit mit Rekurs und anschliessender Beschwerde am kantonalen Verwaltungsgericht anzufechten.[32]

Das Urteil des Verwaltungsgerichts zeigt besonders deutlich, dass der Verfassungsbegriff der Wissenschaft keine klaren Konturen aufweist, sondern von den Gerichten anhand konkreter Abwägungskonstellationen entwickelt wird. Das Zürcher Verwaltungsgericht argumentierte, dass der Wert von Forschungsvorhaben der Grundlagenforschung danach zu beurteilen sei, ob be-

---

[29] BGE 135 II 405 E. 4.3.2.
[30] Tierschutzverordnung vom 23. April 2008, SR 455.1 (TSchV).
[31] Urteil des Verwaltungsgerichts des Kantons Zürich vom 24. November 2022, VB.2021.00276 E. 11.1.
[32] § 12 Abs. 2 Satz 2 Kantonales Tierschutzgesetz vom 2. Juni 1991, LS 554.1.; Urteil des Verwaltungsgerichts des Kantons Zürich vom 24. November 2022, VB.2021.00276 Ziff. I und II.

reits konkrete Erwartungen an eine spätere klinische Verwertbarkeit der Erkenntnisse formuliert werden könnten.[33] Diese Argumentation verkennt jedoch den Begriff der (reinen) Grundlagenforschung, die ausschliesslich darauf abzielt, Erkenntnisse zu generieren, unabhängig von einer möglichen späteren Anwendung dieser Erkenntnisse. Das Verwaltungsgericht warf der Vorinstanz vor, den wissenschaftlichen Nutzen des Forschungsvorhabens „aus tierschutzrechtlicher Sicht deutlich zu hoch gewichtet" zu haben.[34] Mit dieser Argumentation verwischt das Gericht die klassische Güterabwägung, bei der zunächst die einzelnen Güter bestimmt und anschliessend gegeneinander abgewogen werden. Der wissenschaftliche Nutzen sollte daher nicht bereits aus tierschutzrechtlicher Perspektive gewichtet, sondern eigenständig nach dem wissenschaftlichen Erkenntniswert bestimmt werden. Das Vorgehen des Verwaltungsgerichts birgt die Gefahr, die verfassungsrechtlich geforderte Gleichrangigkeit der betroffenen Interessen zu missachten.[35] Diese Gleichrangigkeit wird jedoch auch in der Lehre in Frage gestellt.[36] Der Begriff der biomedizinischen Grundlagenforschung wird von den Gerichten daher vorwiegend im Kontext der Interessen des Tierschutzes und der Tierschutzgesetzgebung definiert. Die Eigenständigkeit der Wissenschaft wird im Bereich der Forschung mit Tierversuchen durch die Interessen des Tierschutzes überlagert.[37]

III.3. Grundlagenforschung als Leerstelle in der Interessensabwägung

In der Lehre wird oft betont, dass Grundlagenforschung nicht höheres Gewicht zukommen darf als der anwendungsorientierten Forschung;[38] teilweise wird der Begriff der reinen Grundlagenforschung sogar umgedeutet, als dass Grundlagenforschung ohne Anwendungsnutzen kaum existiere.[39] Die Gerichtspraxis hat jedoch diese unterschiedliche Gewichtung bereits seit längerem übernommen. Sowohl die Praxis des Bundesgerichts als auch die des Zürcher Verwaltungsgerichts messen der Grundlagenforschung mit ihrem reinen Erkenntnisinteresse im Vergleich zur anwendungsorientierten Forschung geringeres Gewicht bei. Diese Praxis lässt sich aus der Rechtsordnung heraus erklären: Tierversuche sind rechtfertigungsbedürftig, und die damit verbun-

---

[33]   Urteil des Verwaltungsgerichts des Kantons Zürich vom 24. November 2022, VB.2021.00276 E. 11.5.4.

[34]   Urteil des Verwaltungsgerichts des Kantons Zürich vom 24. November 2022, VB.2021.00276 E. 11.6.

[35]   Zur Gleichrangigkeit der beiden Interessen Urteil des Verwaltungsgerichts des Kantons Zürich vom 24. November 2022, VB.2021.00276 E. 8.

[36]   ERRASS (Anm. 25), N. 36; GERRITSEN (Anm. 25), S. 346 f.

[37]   So ausdrücklich GERRITSEN (Anm. 25), S. 76 ff., welche die Methodenfreiheit der Wissenschaft in Bezug auf Tierversuche als weitgehend überlagert ansieht.

[38]   ERRASS (Anm. 25), N. 36; GERRITSEN (Anm. 25), S. 466 ff.; ODERMATT (Anm. 26), S. 71 f.

[39]   GERRITSEN (Anm. 25), S. 467.

dene Einschränkung der Wissenschaftsfreiheit ist durch die Tierschutzgesetzgebung rechtlich vorgegeben.[40] Tatsächlich sind die beiden Verfassungsinteressen daher nicht gleichrangig, was im verfassungsrechtlichen Diskurs manchmal anerkannt, aber oft schlicht mit den Wertvorstellungen der Bevölkerung erklärt wird.[41] Aus Sicht der Grundlagenforschung ist es jedoch positiv zu vermerken, dass der Bundesrat die biomedizinische Grundlagenforschung in Art. 137 Abs. 1 der Tierschutzverordnung als gleichrangiges Erkenntnisinteresse anerkennt.

Im Rahmen der Interessensabwägung, wie sie der Gesetzgeber für Tierversuche vorschreibt, müssen die Forschenden darlegen, dass der Versuch die erwarteten Erkenntnisse erbringen kann und es keine milderen Mittel gibt, um diese Erkenntnisse zu gewinnen. Die Behörden unterscheiden dabei typischerweise zwischen dem Erkenntnisgewinn im engen Kontext und dem Erkenntnisgewinn im weiteren Kontext.[42] Da eine Tierversuchsbewilligung für maximal drei Jahre erteilt wird, beachten die Behörden in der Regel auch in erster Linie Erkenntnisse, welche innerhalb dieser Zeitspanne gewonnen werden können. Die Aussicht auf weiteren Nutzen der Erkenntnisse, etwa für klinische Anwendungen in der weiteren Zukunft, finden bei den Behörden kaum Berücksichtigung.[43]

Die Verhältnismässigkeitsprüfung folgt der klassischen Methode gemäss Art. 36 Abs. 3 BV, strukturiert jedoch die Prüfung der Erforderlichkeit des Tierversuchs anhand der 3R-Prinzipien (*Replace, Reduce, Refine*).[44] Der Gesetzgeber ergänzt die Prüfung der Erforderlichkeit durch die Vorgabe, dass Tierversuche, wenn möglich, mit evolutiv „tiefer" stehenden Tierarten ausgeführt werden sollen. Diese Vorstellung einer evolutiven Hierarchie hat das Bundesgericht in seinen Urteilen zu Tierversuchen mit Rhesusaffen durch den Begriff der genetischen und sinnesphysiologischen Nähe der Primaten zum Menschen ersetzt.[45] Im letzten Schritt wird die finale Unerlässlichkeit des Tierversuchs geprüft, was in der allgemeinen Grundrechtsdogmatik als Zumutbarkeitsprüfung bezeichnet wird. Hierbei sind die betroffenen Interessen

---

40 Ähnlich auch ERRASS (Anm. 25), N. 36.

41 Vgl. in diesem Sinne SCHWEIZER (Anm. 10), N 37.

42 So das Zürcher Veterinäramt in seiner Wegleitung zur Darstellung der angestrebten Kenntnisse und Erkenntnisse in Tierversuchen sowie der Kriterien für die Gewichtung des Erkenntnisgewinns mit Blick auf die Güterabwägung vom 30. August 2024 (Schritte 2 und 3).

43 Vgl. Wegleitung Erkenntnisgewinn (Anm. 42), S. 2 (Schritt 4), wonach die Kriterien nur bei der Gewichtung des Erkenntnisgewinns des konkreten Tierversuchs (max. 3 Jahre) berücksichtigt werden.

44 Vgl. etwa die Übersicht bei ODERMATT (Anm. 26), S. 64 ff.

45 BGE 135 II 384 E. 4.6.1; 135 II 405 E. 4.3.4. Zur evolutiven Hierarchie etwa PETER KREPPER, Tierwürde im Recht – am Beispiel von Tierversuchen, in: AJP 2010, S. 303-313, 306 m.w.H.

48

im konkreten Einzelfall gegeneinander abzuwägen.[46] Konkret ist zu beurteilen, ob der erwartete Erkenntnisgewinn die Belastung der Versuchstiere als zumutbar erscheinen lässt. Die Belastung der Versuchstiere wird nach vier Schweregraden bestimmt, die in Art. 24 der Tierversuchsverordnung[47] näher definiert sind.[48] Das Bundesamt für Lebensmittelsicherheit und Veterinärwesen (BLV) stellt dazu weitere Leitlinien zur Verfügung.[49]

Die relevanten Erkenntnisinteressen der Forschung werden in der Tierschutzgesetzgebung nicht näher bestimmt.[50] Gemäss BLV liegt es „in erster Linie am Forschenden selbst überzeugend aufzuzeigen, welchen Nutzen seine Arbeit bringen könnte".[51] Dies erscheint sinnvoll, angesichts der Vielgestaltigkeit der Erkenntnisinteressen. Die erwähnten Gerichtsurteile zeigen jedoch, dass sich die Gerichte durchaus zutrauen, den Wert der Erkenntnisinteressen – unterstützt durch Fachgutachten – bewerten zu können.[52] Dabei lehnt das Bundesgericht es ab, den konkret beantragten Tierversuch in einen grösseren Zusammenhang, wie etwa ein Konsortialprojekt oder ein Forschungsprogramm, einzuordnen. Der Nutzen muss aus dem spezifischen Forschungsvorhaben resultieren, für das die Bewilligung beantragt wird.[53]

Die Urteile des Bundesgerichts aus dem Jahr 2009 setzten hohe Hürden für die Forschung mit Primaten. Die im Urteil deutlich vorgenommene Differenzierung zwischen klinischer Forschung und Grundlagenforschung erhielt in der Rechtswissenschaft bisher jedoch wenig Beachtung.[54] Während beim Bundesgerichtsurteil die Tatsache im Vordergrund stand, dass es sich um Primaten handelte, befasste sich das Urteil des Verwaltungsgerichts des Kantons Zürich aus dem Jahr 2022 mit Versuchen der Grundlagenforschung an Zebrafinken. Diese Versuche sollten Erkenntnisse zum Spracherwerb liefern, die nach Meinung der Forschenden auch auf den Menschen übertragbar gewesen wären.

---

46   Vgl. dazu im Allgemeinen etwa ASTRID EPINEY, Kommentar zu Art. 36 BV, in: Bernhard Waldmann/Eva Maria Belser/Astrid Epiney (Hrsg.), BV: Basler Kommentar, Basel 2015, N 57.

47   Verordnung des BLV über die Haltung von Versuchstieren und die Erzeugung gentechnisch veränderter Tiere sowie über die Verfahren bei Tierversuchen vom 12. April 2010, SR 455.163 (Tierversuchsverordnung).

48   Vgl. für eine Übersicht ODERMATT (Anm. 26), S. 68 ff.

49   Vgl. die Informationen und Anleitungen unter: <https://www.blv.admin.ch/blv/de/home/tiere/tierversuche/schweregrad-gueterabwaegung.html>.

50   So auch zutreffend Urteil des Verwaltungsgerichts des Kantons Zürich vom 24. November 2022, VB.2021.00276 E. E. 11.1.

51   Homepage BLV, Güterabwägung – Abwägung von Nutzen und Belastung, <https://www.blv.admin.ch/blv/de/home/tiere/tierversuche/schweregrad-gueterabwaegung.html>.

52   Urteil des Verwaltungsgerichts des Kantons Zürich vom 24. November 2022, VB.2021.00276 E. 11.

53   BGE 135 II 384 E. 4.4.3; vgl. in diesem Sinne auch GERRITSEN (Anm. 25), S. 471 m.w.H.

54   So der Beitrag von FRANZISKA SPRECHER (Anm. 21).

Vor dem Verwaltungsgericht war umstritten, ob aus den Versuchen mit Zebrafinken Erkenntnisse gewonnen werden könnten, die auf den Menschen übertragbar sind, und wie hoch diese Erkenntnisse in der Güterabwägung gewichtet werden sollen.[55]

Obwohl Zebrafinken genetisch weniger nah am Menschen sind als Primaten, hielt das Verwaltungsgericht an der geringen Bedeutung der Grundlagenforschung fest. Mit der Mehrheit der Stimmen entschied das Gericht, dass der Tierversuch nicht bewilligt werden konnte, da die Erwartungen einer späteren klinischen Anwendung fehlten.[56] Die Interessen der Grundlagenforschung wurden als nicht ausreichend gewichtig erachtet, um die Tierversuche zu rechtfertigen.[57] Ein Mitglied des Gerichts und der Gerichtsschreiber vertraten eine abweichende Meinung. Sie kritisierten das Urteil insbesondere deshalb, weil es dazu führt, dass Tierversuche ohne Aussicht auf zumindest mittelfristige klinische Anwendungen faktisch nicht mehr bewilligungsfähig sind. Gesetz und Verordnung sehen jedoch eine solche explizite Voraussetzung nicht als Bewilligungserfordernis vor. Die Folge ist, dass Tierversuche mit höherem Belastungsgrad für Erkenntnisse der Grundlagenforschung tatsächlich kaum mehr bewilligungsfähig wären (im Falle der Zebrafinken ging das Gericht von Schweregrad 2 aus). Das Urteil des Verwaltungsgerichts wurde nicht angefochten und somit auch nicht vom Bundesgericht überprüft.

IV. Fazit und Ausblick

Tierversuche mit höheren Belastungsgraden zu Erkenntniszwecken der reinen Grundlagenforschung wären nach der Praxis des Zürcher Verwaltungsgerichts kaum mehr zu rechtfertigen. Aus Sicht der Forschung steht die (reine) Grundlagenforschung daher unter erheblichem Druck, einen zumindest mittelfristig erwartbaren klinischen Nutzen der Erkenntnisse nachzuweisen. Ohne einen solchen erwartbaren Anwendungsnutzen wären Tierversuche mit höheren Belastungsgraden der Stufen 2 oder 3 kaum noch bewilligungsfähig. Dies soll gemäss dem Urteil des Zürcher Verwaltungsgerichts unabhängig von der konkreten Tierart gelten, mit der die Tierversuche durchgeführt werden. Ob das Bundesgericht aus der Tierschutzverordnung ebenfalls eine solch weitgehende Beschränkung ableiten würde und ob diese auch für die weit verbreiteten Tierversuche mit Mäusen gelten würden, ist noch offen. Es ist jedoch zu

---

[55] Urteil des Verwaltungsgerichts des Kantons Zürich vom 24. November 2022, VB.2021.00276 insb. E. 11.5.

[56] Urteil des Verwaltungsgerichts des Kantons Zürich vom 24. November 2022, VB.2021.00276 E. 11.5.4.

[57] Urteil des Verwaltungsgerichts des Kantons Zürich vom 24. November 2022, VB.2021.00276 E. 11.6.

hoffen, dass diese Fragen künftig vom Bundesgericht unter Berücksichtigung der verfassungsrechtlich geforderten Gleichrangigkeit der betroffenen Interessen geklärt werden, weil das Wesen der Grundlagenforschung es oft verunmöglicht, einen unmittelbaren konkreten klinischen Nutzen vorherzusagen. Erfahrungsgemäss gilt dies selbst dann, wenn die Ergebnisse mit hoher Wahrscheinlichkeit auf den Menschen übertragbar sind.